Anke Kany Andrea Brock

Lernkarten Intensiv- und Anästhesiepflege

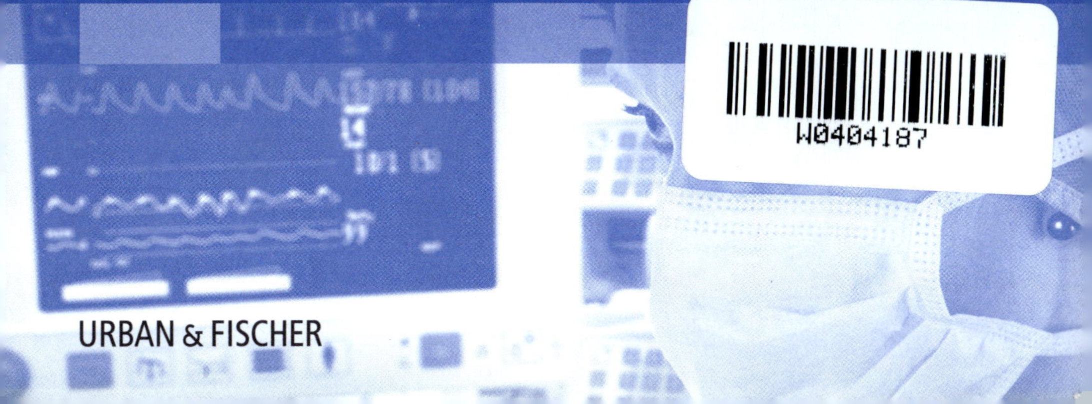

URBAN & FISCHER

Zuschriften an:
Elsevier GmbH, Urban & Fischer Verlag, Hackerbrücke 6, 80335 München
E-Mail pflege@elsevier.de

Wichtiger Hinweis für den Benutzer
Die Erkenntnisse in Pflege und Medizin unterliegen laufendem Wandel durch Forschung und klinische Erfahrungen. Die Autoren dieses Werkes haben große Sorgfalt darauf verwendet, dass die in diesem Werk gemachten therapeutischen Angaben (insbesondere hinsichtlich Indikation, Dosierung und unerwünschter Wirkungen) dem derzeitigen Wissensstand entsprechen. Das entbindet den Nutzer dieses Werkes aber nicht von der Verpflichtung, anhand weiterer schriftlicher Informationsquellen zu überprüfen, ob die dort gemachten Angaben von denen in diesem Werk abweichen, und seine Verordnung in eigener Verantwortung zu treffen.
Für die Vollständigkeit und Auswahl der aufgeführten Medikamente übernimmt der Verlag keine Gewähr.
Geschützte Warennamen (Warenzeichen) werden in der Regel besonders kenntlich gemacht (®). Aus dem Fehlen eines solchen Hinweises kann jedoch nicht automatisch geschlossen werden, dass es sich um einen freien Warennamen handelt.

Bibliografische Information der Deutschen Nationalbibliothek
Die Deutsche Nationalbibliothek verzeichnet diese Publikation in der Deutschen Nationalbibliografie; detaillierte bibliografische Daten sind im Internet über http://www.d-nb.de/ abrufbar.

1. Auflage 2013

Der Urban & Fischer Verlag ist ein Imprint der Elsevier GmbH.

15 16 17 5 4 3 2

Um den Textfluss nicht zu stören, wurde bei Patienten und Berufsbezeichnungen die grammatikalisch maskuline Form gewählt. Selbstverständlich sind in diesen Fällen immer Frauen und Männer gemeint.

Planung: Andrea Kurz, München
Projektmanagement: Anke Drescher, München
Redaktion: Sigrid Schäfer, Sindelfingen
Herstellung: Erika Baier, Gabriele Lange, München
Satz: abavo GmbH, Buchloe/Deutschland; TnQ, Chennai/Indien
Druck und Bindung: Dimograf Sp. z.o.o, Bielsko-Biała/Polen
Umschlaggestaltung: SpieszDesign, Neu-Ulm
Titelfotografie: istockphoto/beerkoff

ISBN 978-3-437-25231-0

Aktuelle Informationen finden Sie im Internet unter **www.elsevier.de** und **www.elsevier.com**

BUCH PORTAL SERVICE www.pflegeheute.de

Ihre persönliche PIN – Nummer

Kany, ISBN: 25231

Bitte beachten Sie, dass das Produkt nicht mehr zurückgegeben werden kann, sobald die PIN-Nummer freigelegt ist.
Weitere Informationen finden Sie im Hilfe-bereich unter www.pflegeheute.de/service

Mit dem Zugang zum PflegeHeute-Portal können Sie

- auf unterschiedliche Themenbereiche zugreifen
- mit exklusiven Zusatzinhalten arbeiten
- auf viele weitere multimediale Angebote zugreifen

Ihr Zugang zu unserem PflegeHeute-Online-Angebot auf www.pflegeheute.de:

1. Wenn Sie oben die Beschichtung freirubbeln, finden Sie darunter Ihre **individuelle PIN-Nummer.**
2. Gehen Sie im Internet auf www.pflegeheute.de oder www.elsevier.de. Dort können Sie sich für das PflegeHeute-Angebot registrieren.
3. Schalten Sie anschließend mit der PIN-Nummer das PflegeHeute-Angebot frei. (Sie müssen zuerst registriert sein).
4. Der Zugang zu den Online-Inhalten zu diesem Produkt wird ab Eingabe der zugehörigen PIN-Nummer nach Maßgabe der Nutzungsbedingungen gewährt.
5. Die PIN-Nummer muss vor Erscheinen der Neuauflage dieses Produktes eingegeben werden, sonst verfällt sie.

Wichtiger Hinweis:

Zugang zu allen Online-Inhalten und -Materialien erhält der Käufer ausschließlich für den eigenen Gebrauch. Nutzung durch Bibliotheken, Institute und Lehreinrichtungen sind nicht erlaubt. Informationen zu Produkten für Bibliotheken, Institute und Lehreinrichtungen erhalten Sie unter pflegeheute@elsevier.com. Der Zugang darf nicht gemeinsam genutzt, verkauft oder anderweitig weitergegeben werden.

Der Austausch von Passwörtern ist nicht gestattet. Bei Missbrauch wird der Zugang sofort und ohne weiteres gesperrt.

Alle Informationen und Nutzungsbedingungen können bei der Registrierung eingesehen werden. Um Zugang zum PflegeHeute-Online-Angebot zu erhalten, müssen Sie den Nutzungsbedingungen zustimmen. Das Angebot ist freibleibend.

20110405

mit dem Plus im Web
Mit Zugangscode

PflegeHeute.de
Wissen pflegen – Pflegewissen

Abbildungsnachweis

Der Verweis auf die jeweilige Abbildungsquelle befindet sich bei allen Abbildungen im Werk am Ende des Legendentextes in eckigen Klammern.

L157	S. Adler, Lübeck
L190	G. Raichle, Ulm
V492	abavo GmbH, Buchloe

Abkürzungsverzeichnis

↑	erhöht, gesteigert
↓	vermindert, gesenkt
→	dies bewirkt, dadurch entsteht
ADH	antidiuretisches Hormon
AF	Atemfrequenz
AMV	Atemminutenvolumen
ARDS	Adult Respiratory Distress Syndrom (Atemnotsyndrom des Erwachsenen)
ASA	American Society of Anesthesiologists (amerikanische Gesellschaft der Anästhesisten)
ASE	atemstimulierende Einreibung
ATC®	Automatic Tube Compensation (automatische Tubuskompensation)
AZV	Atemzugvolumen
BGA	Blutgasanalyse
BIPAP	Biphasic Positive Airway Pressure (→ K 47)
BIS	Bispektraler Index
BTM	Betäubungsmittel
BURP	Backwards Upwards Rightwards Pressure (Manöver, bei dem der Schildknorpel nach hinten oben rechts gedrückt wird)
BZ	Blutzucker
bzw.	beziehungsweise
ca.	circa (ungefähr)
COPD	Chronic Obstructive Pulmonary Disease (chronisch-obstruktive Lungenerkrankung)
CPAP	Continuous Positive Airway Pressure (→ K 48)
CPP	Cerebral Perfusion Pressure (zerebraler Perfusionsdruck)
CPR	kardiopulmonale Reanimation
CT, CCT	Computertomographie, cranielle Computertomographie (Schädel-CT)
CVVH	kontinuierliche veno-venöse Hämofiltration

d. h. das heißt
DIC Disseminated Intravascular Coagulation (disseminierte intravasale Koagulopathie)
EK Erythrozyten-Konzentrat
ECMO Extracorporeal Membrane Oxygenation (extrakorporale Membranoxygenierung)
EEG Elektroenzephalogramm
EKG Elektrokardiogramm
ERCP endoskopisch retrograde Cholangiopankreatikographie
EVD externe Ventrikeldrainage
evtl. eventuell
FiO_2 Fraction inspiratory O_2 (Sauerstoffanteil in der Einatemluft)
FRC Functional Residual Capacity (funktionelle Residualkapazität)
g Gramm
GCS Glasgow Coma Scale (Glasgow-Koma-Skala)
ggf. gegebenenfalls
Hb Hämoglobin
HF Herzfrequenz
HWS Halswirbelsäule
HZV Herzzeitvolumen
i. d. R. in der Regel
i. v. intravenös
ICP Intracraniell Pressure (Hirndruck)
ICR Intercostalraum (Zwischenrippenraum)
incl. inclusive
IRV Inverse Ration Ventilation (umgekehrtes Atemzeitverhältnis)
ISB interskalenäre Plexusblockade
kgKG Körpergewicht in Kilogramm
KHK koronare Herzkrankheit
KOF Körperoberfläche
MAC Minimum Alveolar Concentration (minimale alveoläre Konzentration)
MAD mittlerer arterieller (Blut)Druck
MAP Mean Arterial Pressure (mittlerer arterieller Blutdruck [MAD])
Min. Minute
ml Milliliter
mmHg Millimeter Quecksilbersäule

mosmol	Milliosmol
MRSA	Methicillin-resistente Staphylococcus aureus, auch multiresistente Staphylococcus aureus
MRT	Magnetresonanztomographie (Kernspintomographie)
NIV	Non invasive Ventilation (nichtinvasive Beatmung)
NSAR	nicht-steroidale Antirheumatika
OP	Operation
pAVK	periphere Arterielle Verschlusskrankheit
PCA	Patient Controlled Analgesia (Patientengesteuerte Schmerztherapie)
PCV	Pressure Controlled Ventilation (druckkontrollierte Beatmung)
PDA	Periduralanästhesie
PEEP	Positive Endexspiratory Pressure (positiver Druck nach der Ausatmung)
PiCCO	Pulse Contour Cardiac Output (→ K 115)
PTCA	Perkutane Transluminale Coronare Angioplastie
PTT	Partial Thromboplastin Time (partielle Thromboplastinzeit)
RAAS	Renin-Angiotension-Aldosteron-System
ROSC	Return of Spontaneous Circulation (Wiedererlangen des Spontankreislaufs)
RR	Riva-Rocci-Blutdruck
RSI	Rapid Sequence Induction (→ K 134)
SAB	Subarachnoidalblutung
sec.	Sekunde
SHT	Schädel-Hirn-Trauma
SIRS	Systemic Inflammatory Response Syndrome (→ K 57)
sO_2	Sauerstoffsättigung
TEA	Thrombendarteriektomie
Temp.	Temperatur
tgl.	täglich
TIVA	totale intravenöse Anästhesie
V. a.	Verdacht auf
v. a.	vor allem

VIB	vertikal infraklavikuläre Blockade
vs.	versus (gegen)
WHO	World Health Organization (Weltgesundheitsorganisation)
z. B.	zum Beispiel
Z. n.	Zustand nach
ZNS	zentrales Nervensystem
ZVD	zentraler Venendruck
ZVK	zentraler Venenkatheter

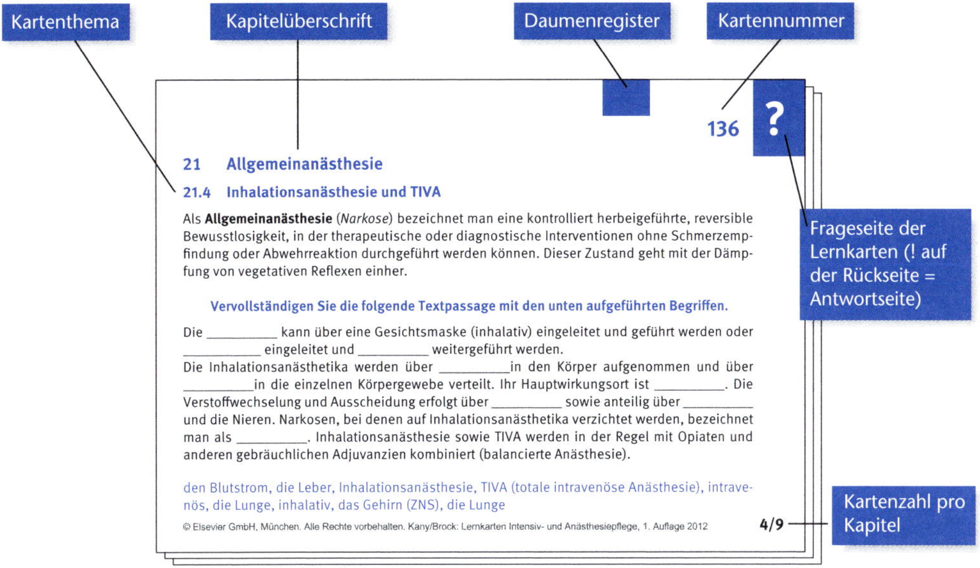
Kartenthema
Kapitelüberschrift
Daumenregister
Kartennummer
136
?
21 Allgemeinanästhesie
21.4 Inhalationsanästhesie und TIVA
Als **Allgemeinanästhesie** (*Narkose*) bezeichnet man eine kontrolliert herbeigeführte, reversible Bewusstlosigkeit, in der therapeutische oder diagnostische Interventionen ohne Schmerzempfindung oder Abwehrreaktion durchgeführt werden können. Dieser Zustand geht mit der Dämpfung von vegetativen Reflexen einher.
Vervollständigen Sie die folgende Textpassage mit den unten aufgeführten Begriffen.
Die __________ kann über eine Gesichtsmaske (inhalativ) eingeleitet und geführt werden oder __________ eingeleitet und __________ weitergeführt werden.
Die Inhalationsanästhetika werden über __________ in den Körper aufgenommen und über __________ in die einzelnen Körpergewebe verteilt. Ihr Hauptwirkungsort ist __________. Die Verstoffwechselung und Ausscheidung erfolgt über __________ sowie anteilig über __________ und die Nieren. Narkosen, bei denen auf Inhalationsanästhetika verzichtet werden, bezeichnet man als __________. Inhalationsanästhesie sowie TIVA werden in der Regel mit Opiaten und anderen gebräuchlichen Adjuvanzien kombiniert (balancierte Anästhesie).
den Blutstrom, die Leber, Inhalationsanästhesie, TIVA (totale intravenöse Anästhesie), intravenös, die Lunge, inhalativ, das Gehirn (ZNS), die Lunge
© Elsevier GmbH, München. Alle Rechte vorbehalten. Kany/Brock: Lernkarten Intensiv- und Anästhesiepflege, 1. Auflage 2012
4/9
Frageseite der Lernkarten (! auf der Rückseite = Antwortseite)
Kartenzahl pro Kapitel

Aus der Praxis für die Praxis

Pflegende in der Fachweiterbildung Intensiv- und Anästhesiepflege stehen unter hohem zeitlichen Druck, da sie die Zusatzqualifikation neben der Vollzeitbeschäftigung erwerben. Mit diesen Lernkarten haben sowohl Newcomer in diesem Bereich als auch Weiterbildungsteilnehmer, Praxisanleiter und Pflegepädagogen ein kompaktes und praxisorientiertes Hilfsmittel zum schnellen Nachschlagen und zur Prüfungsvorbereitung an der Hand.
Die Inhalte der Lernkarten sind sehr eng an die praktische Arbeit gekoppelt, haben aber nicht den Anspruch, die Ausführungen der umfangreichen Lehrbücher zu ersetzen, sondern sollen vielmehr als Strukturierungshilfe bei der Aufbereitung der anspruchsvollen Thematik dienen. In abwechslungsreichen Fragen, Lückentexten und Ergänzungen werden praxis- und prüfungsrelevante Themen wie Anatomie und Physiologie, Grundlagen der Beatmung und Anästhesie, Krankheitslehre, (neuro)chirurgische Schwerpunkte, spezielle Intensivpflege und intensivmedizinische Überwachung erläutert. In Fallbeispielen wird die Theorie vertieft.

Viel Spaß bei der Entdeckung dieses spannenden Gebietes!

Anke Kany
Andrea Brock

Inhaltsverzeichnis

1	Hämodynamik/Herz-Kreislauf-System	1
2	Respiratorisches System	7
3	Wasser- und Elektrolythaushalt	14
4	Neurologisches System	20
5	Verdauungssystem	26
6	Säure-Basen-Haushalt und Blutgasanalyse	32
7	Sauerstoffbindung und Gastransport	37
8	Grundlagen der Beatmung	42
9	ARDS	52
10	Sepsis	57
11	Internistische Schwerpunkte	62
12	Chirurgische Schwerpunkte	69
13	Schock	74
14	Neurochirurgische Schwerpunkte	79
15	Akutes Nierenversagen und Nierenersatztherapie	84

16 Fallbeispiele 89
17 Spezielle Intensivpflege 96
18 Intensivmedizinische Überwachung 112
19 Medikamente 119
20 Grundlagen der Anästhesie 125
21 Allgemeinanästhesie 133
22 Regionalanästhesieverfahren 142
23 Ausgewählte Schwerpunkte der Anästhesie 147

1 Hämodynamik/Herz-Kreislauf-System

1.1 Parameter

Für eine effektive Versorgung des Organismus ist die Kombination aus verschiedenen definierten physiologischen Parametern von großer Bedeutung.

Erläutern Sie dazu folgende Begriffe:

1. **Herzminutenvolumen (HMV)**
2. **Herzzeitvolumen (HZV)**
3. **Herzfrequenz (HF)**
4. **Vorlast (Preload)**
5. **Nachlast (Afterload)**

1.1 Parameter

1. **Herzminutenvolumen** (**HMV**): Das HMV ist das Blutvolumen, das vom Herz *pro Minute* in den Körperkreislauf gepumpt wird. Es errechnet sich aus dem Schlagvolumen (ca. 70 ml Auswurf), multipliziert mit Herzfrequenz (Normwert 60–90 Schläge/Min.).
2. **Herzzeitvolumen** (**HZV**): Das HZV entspricht prinzipiell dem HMV, jedoch ist die *Zeiteinheit nicht festgelegt*. Im englischen wie auch im deutschen Fachterminus wird der Synonymbegriff **Cardiac Output** (CO) verwendet.
   Im klinischen Sprachgebrauch werden die Begriffe HMV und HZV meist synonym gebraucht.
3. **Herzfrequenz** (**HF**): Anzahl der Herzschläge pro Minute (Normwerte 60–90 Schläge/Min.). Entspricht i. d. R., aber *nicht immer* der Pulsfrequenz (insbesondere bei ventrikulären Extrasystolen entsteht zwar eine Kammerkontraktion, diese ist aber i. d. R. so ineffektiv, dass sie keine spürbare Pulswelle erzeugt → K 62)
4. **Vorlast** (**Preload**): Bezeichnet die Wandspannung am Ende der Kammerdiastole (wenn die Kammer max. mit Blut gefüllt ist). Sie ist somit ein Maß für den Füllungszustand des Vetrikels.
5. **Nachlast** (**Afterload**): Beschreibt den Widerstand, den die Herzmuskulatur bei der Ventrikelentleerung (während der Systole) überwinden muss.

1 Hämodynamik/Herz-Kreislauf-System

1.2 Koronargefäße

Die blutversorgenden Gefäße des Herzens werden als **Koronargefäße** (*Herzkranzgefäße*) bezeichnet. Sie entspringen aus der aufsteigenden Aorta (*Aorta ascendens*) unmittelbar hinter der Aortenklappe. Ihre Aufgabe besteht in der optimalen Versorgung des Myokards mit sauerstoffreichem Blut.

Erläutern Sie folgende Fragen:

1. In welcher Phase der Herzaktion erfolgt die Koronardurchblutung?
2. Wie heißen die drei größten Koronararterien?

1.2 Koronargefäße

1. **Die Koronardurchblutung** erfolgt innerhalb der Diastole
2. **R. circumflexus** (RCX), **R. interventrikularis anterior** (RIVA), **A. koronaria dextra**

Ergänzung

RCX und RIVA entspringen aus der **linken Koronararterie** (LCA, *A. coronaria sinistra*), welche auf der Herzvorderwand zwischen rechter und linker Herzkammer in Richtung Herzspitze verläuft. Sie versorgen die Herzvorderwand, die Seitenwand und das Septum.
Aus der **rechten Koronararterie** (RCA, *A. coronaria dextra*) entspringt der **R. interventrikularis posterior** (RIVP). Dieser versorgt in der Regel die Hinterwand, den Sinus- und AV-Knoten, die rechte Kammer und den rechten Vorhof sowie Anteile der linken Kammer.

1 Hämodynamik/Herz-Kreislauf-System

1.3 Kreislaufsystem

Das **Kreislaufsystem** des menschlichen Körpers ist in zwei unterschiedliche Kreisläufe gegliedert: **Körperkreislauf** (*großer Kreislauf*) und **Lungenkreislauf** (*kleiner Kreislauf*).

Ergänzen Sie die folgende Textpassage mit den unten aufgeführten Begriffen.

Das aus den peripheren Venen kommende O_2-arme Blut gelangt über die obere und untere Hohlvene (__________ und __________) in den rechten Vorhof und die rechte Kammer. Durch den __________ strömt es in den Lungenkreislauf und nimmt dort O_2 auf. Über die vier Lungenvenen (__________) und den linken Vorhof erreicht das Blut die linke Kammer und fließt von dort in die__________.

Truncus pulmonalis, V. cava superior, Vv. pulmonales, Aorta, V. cava inferior

1.3 Kreislaufsystem

Das aus den peripheren Venen kommende O_2-arme Blut gelangt über die obere und untere Hohlvene (V. cava superior und V. cava inferior) in den rechten Vorhof und die rechte Kammer. Durch den Truncus pulmonalis strömt es in den Lungenkreislauf und nimmt dort O_2 auf. Über die vier Lungenvenen (Vv. pulmonales) und den linken Vorhof erreicht das Blut die linke Kammer und fließt von dort in die Aorta.

Ergänzung

Körperkreislauf im Überblick:
Linke Herzkammer (li. Ventrikel) → Aorta → Arterien → Arteriolen → Kapillaren → Venolen → Venen → obere/untere Hohlvene (V. cava sup./inf.) → rechter Vorhof (re. Atrium)

Lungenkreislauf im Überblick:
Rechte Herzkammer (re. Ventrikel) → Pulmonalarterie (Truncus pulmonalis) → Arterien → Arteriolen → Lungenkapillaren (Gasaustausch) → Venolen → Venen → Lungenvenen (Vv. pulmonales) → linker Vorhof (li. Atrium)

1 Hämodynamik/Herz-Kreislauf-System

1.4 Frank-Starling-Mechanismus

Welche der folgenden Aussagen trifft zu?

Der Frank-Starling-Mechanismus

1. bewirkt ein immer gleich bleibendes Schlagvolumen.
2. beschreibt den Zusammenhang zwischen Füllung und Auswurfleistung.
3. beschreibt die Differenz zwischen Systole und Diastole.
4. beschreibt den zunehmenden Gefäßwiderstand im Rahmen einer KHK.

1.4 Frank-Starling-Mechanismus

Antwort **2** ist korrekt.

Erläuterung

Der **Frank-Starling-Mechanismus** ist ein autonomer Regelkreislauf, der den Zusammenhang zwischen Füllung (Preload) und Auswurfleistung (Schlagvolumen) des Herzens beschreibt, d.h. die intrakardiale Anpassungsfähigkeit des Herzens an die verschiedenen Druck- und Volumenbelastungen. Auf eine *erhöhte Vordehnung* (= erhöhtes intraventrikuläres Volumen = erhöhte Vorlast) reagiert das Herz mit einer *erhöhten Druckentwicklung* (größeres Schlagvolumen bei gleich bleibender ventrikulärer Nachlast). Dieser Mechanismus dient vor allem der exakten Abstimmung der Herzzeitvolumina der beiden Herzkammern. Er funktioniert jedoch nur innerhalb gewisser Grenzen: Sind die Herzmuskelfasern überdehnt, etwa bei chronischer Druck- oder Volumenüberlastung, wirkt er *nicht* mehr.

Der Frank-Starling-Mechanismus ermöglicht eine Steigerung des Schlagvolumens bis etwa auf des Doppelte.

1 Hämodynamik/Herz-Kreislauf-System

1.5 Reizleitungssystem des Herzens

Das autonome **Reizleitungssystem des Herzens** stimuliert und moduliert den Herzrhythmus. Beeinflussende Größen dabei sind der Sympathikus (N. accelerans) und der Parasympathikus (N. vagus). In speziellen Herzmuskelzellen entstehen die Erregungen für die Herzmuskelkontraktion, welche über das Reizleitungssystem zur gesamten Herzmuskulatur weitergeleitet werden.

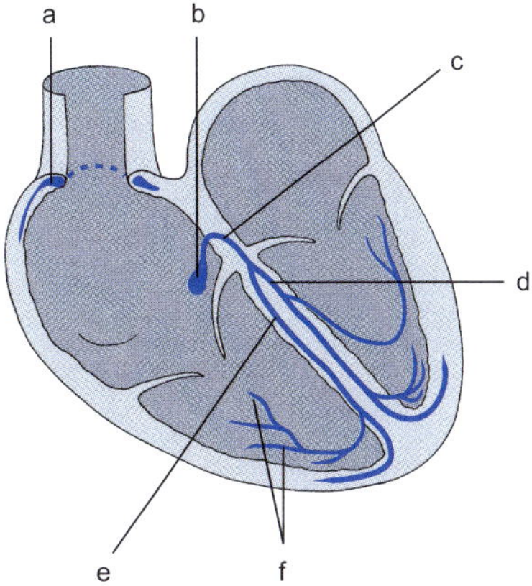

Abb. 1.1 Reizweiterleitung. [L190]

1) Ergänzen Sie die folgende Abbildung mit der korrekten Beschriftung.

2) Erläutern sie kurz folgende Begriffe: chronotrop, inotrop, dromotrop, bathmotrop.

3) Nennen Sie die wichtigsten An- und Kationen zur Erregungsbildung.

1.5 Reizleitungssystem des Herzens

1. **Beschriftungen**:
   a. Sinusknoten (primärer Schrittmacher, Eigenfrequenz 60–80/Min.)
   b. AV-Knoten (atrioventrikulärer Knoten, Eigenfrequenz 40–60/Min., Ersatzschrittmacher bei Ausfall des Sinusknoten)
   c. His-Bündel (*Atrioventrikularbündel*, tertiärer Schrittmacher bei Sinus- und AV-Knoten-Ausfall)
   d. Tawaraschenkel links (li. Kammerschenkel)
   e. Tawaraschenkel rechts (re. Kammerschenkel)
   f. Purkinje-Fasern (Endäste der Kammerschenkel)
2. **chronotrop**: beschreibt die Schlagfrequenz
   inotrop: beschreibt die Herzmuskelkraft
   dromotrop: beschreibt die Geschwindigkeit der Erregungsleitung
   bathmotrop: beschreibt die Reizschwelle des Herzens
3. **Anionen**: Chlorid (extrazellulär)
   Kationen: Kalium (intrazellulär), Natrium, Kalzium (extrazellulär), Magnesium

1 Hämodynamik/Herz-Kreislauf-System

1.6 Elektrophysiologische Grundlagen

Zwischen dem Zellinneren und dem Zelläußeren der Herzmuskelzellen besteht eine Spannungsdifferenz, die durch die Ionenverteilung bedingt ist und von der Zellmembran aufrechterhalten wird.

Erläutern Sie dazu folgende Begriffe:

1. Depolarisation
2. Repolarisation
3. Erregungsfortleitung
4. Refraktärzeit mit vulnerabler Phase

1.6 Elektrophysiologische Grundlagen

1. **Depolarisation** (Erregung): Durch einen ausreichenden elektrischen Reiz wird die Zellmembran für Ionen durchlässig. Es kommt zu einer Umkehr des Spannungsverhältnisses durch die Elektrolytwanderung (Kalium aus der Zelle vs. Natrium in die Zelle). Dieses Aktionspotenzial dauert ca. 1 Millisekunde.
2. **Repolarisation** (Erregungsrückbildung): Kalium wandert in das Zellinnere zurück, dabei wird unter Aufwand von Energie Natrium nach außen transportiert.
3. **Erregungsfortleitung**: Durch die Depolarisation einer Zelle werden ausreichende Reize erzeugt, um Nachbarzellen ebenfalls zu depolarisieren.
4. **Refraktärzeit mit vulnerabler Phase**: Innerhalb der Refraktärzeit ist die Zelle für weitere Reize unempfänglich. Diese schützt den Muskel vor unkoordinierten Aktionen. Unterschieden werden die **absolute** und die **relative Refraktärzeit**:
   - Während der *absoluten Refraktärzeit* ist die Zelle für keinerlei Reize empfänglich.
   - Kurz vor Erreichen des vollständigen Membranpotentials beginnt die *relative Refraktärzeit*, in der die Zellen teilweise wieder aktivierbar sind. Starke Reize in dieser Zeit können ein Aktionspotential mit nachfolgenden Herzrhythmusstörungen, schlimmstenfalls einem Kammerflimmern, auslösen. Auf Grund dieser Gefahr wird die relative Refraktärzeit auch **vulnerable Phase** genannt (vulnerabel = verwundbar, verletzlich).

2 Respiratorisches System

2.1 Anatomie von Atemwegen und Lunge

Die Lunge ist ein paariges Organ, das sich in zwei Hälften mit einer charakteristischen Flügelform aufteilt. Ihre Hauptaufgabe ist der Gasaustausch (Sauerstoffaufnahme und Kohlendioxidabgabe). Unter anderem wirkt sie regulierend auf den Wasser- und Wärmehaushalt des Körpers.

Beschriften Sie folgende anatomische Zeichnung.

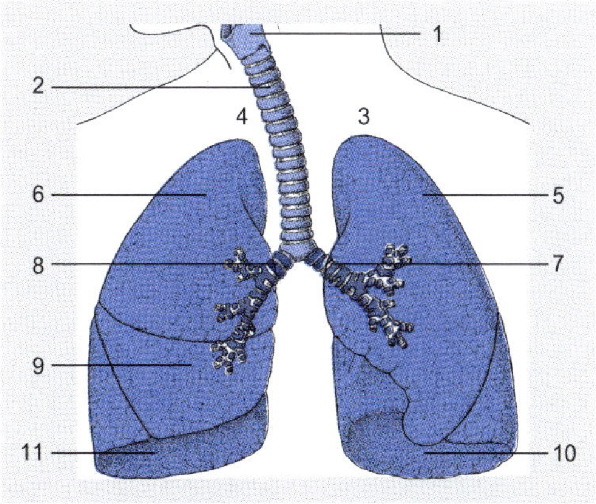

Abb. 2.1 Atemwege und Lunge. [L190]

2.1 Anatomie von Atemwegen und Lunge

Beschriftungen:
1. Kehlkopf (Larynx), 2. Luftröhre (Trachea), 3. Linker Lungenflügel, 4. Rechter Lungenflügel, 5. Linker Oberlappen, 6. Rechter Oberlappen, 7. Linker Hauptbronchus, 8. Rechter Hauptbronchus, 9. Rechter Mittellappen, 10. Linker Unterlappen, 11. Rechter Unterlappen

Ergänzung

Man unterscheidet:
Äußere Atmung: Gasaustausch an der alveolokapillären Membran der Lunge (O_2-Aufnahme und CO_2-Abgabe)
Innere Atmung (*Zellatmung*): Verbrennungsvorgänge in den Körperzellen zur Energiegewinnung unter O_2-Verbrauch und CO_2-Produktion
Obere Luftwege: Gesamtheit der luftleitenden Organstrukturen oberhalb des Kehlkopfs (Nase → Mundhöhle → Rachen)
Untere Luftwege: Kehlkopf → Luftröhre (Trachea) → Bronchialbaum
Respiratorisches System (*Atmungssystem*): Umfasst obere und untere Atemwege, Lunge und Pleuraraum sowie das mechanische System der Atmung (Thoraxskelett und Atemmuskulatur)

2 Respiratorisches System

2.2 Atemmechanik

Bei der In- und Exspiration unterscheidet man aktive und passive Vorgänge, bei denen unterschiedlichste Muskelgruppen innerviert werden.

Erläutern Sie, welche Muskeln während der Inspiration bzw. Exspiration tätig sind und was dies jeweils bewirkt.

Nennen Sie die Hauptatemmuskeln und die Atemhilfsmuskeln.

2.2 Atemmechanik

Inspiration: Kontraktion des **Zwerchfells**, dadurch Senkung der Zwerchfellkuppel, und der **externen Interkostalmuskeln** (*Mm. intercostales externi*), dadurch Anheben des Brustkorbs. Beides bewirkt, dass sich der Brustraum weitet. Dadurch sinkt der intrapulmonale Druck etwas, Luft strömt in die Lunge hinein, das Thoraxvolumen nimmt zu.
Die Inspiration ist ein *aktiver Vorgang*.
Exspiration: Die Inspirationsmuskeln erschlaffen, dadurch hebt sich die Zwerchfellkuppel wieder an und der Brustkorb sinkt ab. Unterstützend kontrahieren die **internen Interkostalmuskeln** (*Mm. intercostales interni*) und senken dabei den Brustkorb ab. Dadurch steigt der intrapulmonale Druck an, Luft strömt aus der Lunge heraus, das Thoraxvolumen nimmt ab.
Die Exspiration ist ein überwiegend *passiver Vorgang*.
Hauptatemmuskeln sind das **Zwerchfell** (*Diaphragma*) und die **Zwischenrippenmuskulatur** (*Mm. intercostales externi/interni*).
Zur **Atemhilfsmuskulatur** gehören die vordere Halsmuskulatur, die Schultergürtel- und die Bauchdeckenmuskulatur.

2 Respiratorisches System

2.3 Alveolärer Gasaustausch

Der **Gasaustausch** findet an der **alveolokapillären Membran**, d. h. der Grenzfläche zwischen den **Lungenbläschen** (*Alveolen*) und den **Lungenkapillaren** statt. Die alveolokapilläre Membran ist aufgebaut aus Alveolarendothel, Basalmembran und Kapillarendothel. Beim Lungengesunden ist sie mit ca. 1 µm sehr dünn. Sauerstoff diffundiert aus den Lungenbläschen ins Blut, Kohlendioxid umgekehrt aus dem Blut in die Lungenbläschen.

Nennen Sie mindestens drei Faktoren, die den Gasaustausch beeinflussen.

2.3 Alveolärer Gasaustausch

1. Belüftung der Lunge (Ventilation)
2. Gasaustauschfläche
3. Partialdruckunterschiede der Atemgase zwischen den Alveolen und dem Blut
4. Diffusionsweg (= Dicke der alveolokapillären Membran)
5. Lungendurchblutung (Perfusion)

Ergänzung

Gastransport im Blut:

- **Sauerstoff** (O_2) diffundiert sofort nach der Aufnahme ins Blut in die Erythrozyten. Dort wird er an das Eisen des Hämoglobins gebunden. Nur etwa 3 % des Sauerstoffs werden im Plasma gelöst.
- **Kohlendioxid** (CO_2) wird zu ca. 80 % in Form von Bikarbonat (HCO_3^-) transportiert. Etwa 10 % werden an Hämoglobin gebunden und ca. 10 % im Plasma gelöst.

Hüfner'sche Zahl: Maximales Sauerstoffvolumen, welches an 1 g Hämoglobin gebunden werden kann. Beträgt *in vivo* (im lebenden Organismus) **1,34 ml**, *in vitro* (im Reagenzglas) **1,39 ml.**

Euler-Liljestrand-Mechanismus (*hypoxische pulmonale Vasokonstriktion*, kurz *HPV*): Minderventilierte Lungenareale werden vom Körper reflektorisch auf Grund einer pulmonalen Vasokonstriktion minderperfundiert. Dadurch wird das Blut in besser belüftete Lungenabschnitte umgeleitet.

2 Respiratorisches System

2.4 Lungenvolumina und -kapazitäten

Die Atmung ermöglicht den Gasaustausch; dabei werden die physiologischen Werte von Sauerstoff und Kohlendioxid im Körper aufrechterhalten. Der Gasaustausch ist umso effizienter, je besser die **Ventilation** (*Belüftung*) der Lunge ist. Die Ventilation gliedert sich in verschiedene **Lungenvolumina** (Anteile der ventilierten Luftmenge) und **Lungenkapazitäten** (Kombinationen aus verschiedenen Lungenvolumina), die mittels Spirometrie ermittelt werden.
Die Lungenvolumina und -kapazitäten dienen als individuelle Kenngrößen (Istwert–Sollwert, sind charakteristische Normgrößen und machen Aussagen zur pulmonalen Leistungsbreite).
Man unterscheidet **statische** (zeitunabhängige) Größen, die in Litern gemessen werden, und **dynamische** (zeitbezogene) Größen.
Bei Frauen sind die Lungenvolumina und -kapazitäten etwa 20–25 % kleiner als bei Männern.

Beschreiben Sie die dynamischen Lungenvolumina und den Totraum.

2.4 Lungenvolumina und -kapazitäten

Dynamische Lungenvolumina: dazu gehören das *Atemminutenvolumen* (AMV = AZV × Atemfrequenz), der *Atemgrenzwert* (Luftmenge, die bei maximaler Ein-und Ausatmung mit größtmöglichen Frequenz pro Minute ventiliert werden kann) und die *Einsekundenkapazität* (forciertes exspiratorisches Volumen, kurz FEV1), d.h. die Luftmenge, die bei forcierter Ausatmung in der ersten Sekunde ausgeatmet wird.

Totraum: Anteil der eingeatmeten Luftmenge, die nicht am Gasaustausch teilnimmt. Besteht aus:

- **anatomischem Totraum** (Luftmenge, die in den Gastransportwegen bleibt, ca. 120–200 ml)
- **alveolärem Totraum** (Luftmenge in Alveolen, die *nicht* durchblutet sind, z. B. bei Lungenembolie)

Anatomischer und alveolärer Totraum bilden zusammen den **funktionellen Totraum**.

2 Respiratorisches System

2.4 Lungenvolumina und -kapazitäten

Tragen Sie in die folgende Zeichnung die dazugehörigen statischen Lungenvolumina und -kapazitäten ein.

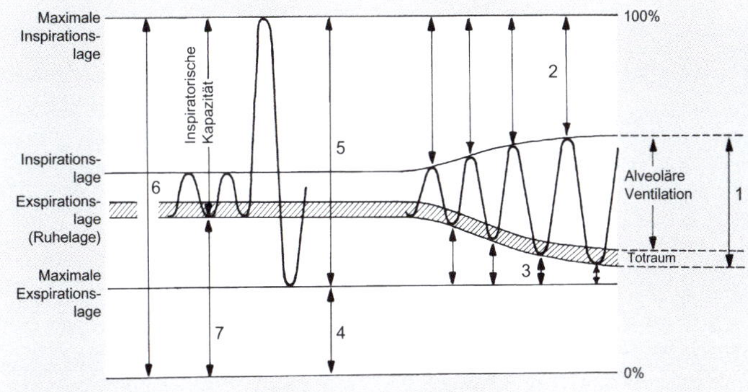

Normwerte eines Lungengesunden (♂, 25 Jahre, 75 kg, 180 cm)	
Lungenvolumen bzw. -kapazität	**Wert in ml**
Tidalvolumen (TV)	400
Inspiratorisches Reservevolumen (IRV)	3200
Exspiratorisches Reservevolumen (ERV)	1200
Residualvolumen (RV)	1500
Inspiratorische Kapazität (IC)	3600
Vitalkapazität (VC)	4800
Funktionelle Residualkapazität (FRC)	2700
Totale Lungenkapazität (TLC)	6300

Abb. 2.2 Lungenvolumina und -kapazitäten.

2.4 Lungenvolumina und -kapazitäten

1. **Atemzugvolumen** (**AZV**, auch *Tidalvolumen*, kurz *TV*): Volumen, das bei normaler Atmung eingeatmet wird
2. **Inspiratorisches Reservevolumen** (**IRV**): Volumen, das nach normaler Einatmung zusätzlich eingeatmet werden kann
3. **Exspiratorisches Reservevolumen** (**ERV**): Volumen, das nach normaler Ausatmung zusätzlich ausgeatmet werden kann
4. **Residualvolumen** (**RV**): Luftmenge, die nach maximaler Ausatmung in der Lunge verbleibt
5. **Vitalkapazität** (**VC**): Volumendifferenz zwischen maximaler Ein-und Ausatmung (AZV + IRV + ERV)
6. **Totalkapazität** (**TC**): Volumen, das sich bei maximaler Einatmung in der Lunge befindet (VC + RV)
7. **Funktionelle Residualkapazität** (**FRC**): Volumen, das nach normaler Ausatmung in der Lunge verbleibt (RV + ERV)

2 Respiratorisches System

2.5 Compliance und Resistance

Die in der Lunge herrschenden Kräfte und Strömungswiderstände bezeichnet man als Compliance (C) und Resistance (R).

Ergänzen Sie bitte folgende Textpassage mit den unten stehenden Begriffen.

Die Compliance ist definiert als ___________ in den Alveolen. Die Normalwerte der Compliance beim Erwachsenen betragen ___________. Sie ist abhängig von der Dehnbarkeit der Lunge, von dem intrapulmonalen Flüssigkeitsstatus und der _________. Eine Verminderung der Compliance wird als __________ bezeichnet, z. B. bei Lungenfibrose. Formel: __________ Die Resistance ist das Maß der __________, die während der In- und Exspiration überwunden werden müssen. Die Normalwerte der Resistance beim Erwachsenen betragen _________. Sie ist abhängig von der Weite des Bronchialsystems. Je enger das Bronchialsystem, umso höher ist die Resistance. Eine Erhöhung spricht für eine _________.
Formel: ____________________________________.

Volumenzuwachs der Lunge pro Einheit des Druckanstiegs, Restriktion, Surfactantaktivität, 70–100 ml/mbar, 2–4 mbar/Liter/sec, C = Volumen/Druck = Liter/mbar, R = Druckzunahme/Volumenzunahme pro Zeit = mbar/l/sec, Atemwegswiderstände, Obstruktion

2.5 Compliance und Resistance

Die Compliance ist definiert als Volumenzuwachs der Lunge pro Einheit des Druckanstiegs in den Alveolen. Die Normalwerte der Compliance beim Erwachsenen betragen: 70–100 ml/mbar. Sie ist abhängig von der Dehnbarkeit der Lunge, von dem intrapulmonalen Flüssigkeitsstatus und der Surfactantaktivität. Eine Verminderung der Compliance wird als Restriktion bezeichnet, z. B. Lungenfibrose. Formel: C = Volumen/Druck = Liter/mbar.

Die Resistance ist das Maß der Atemwegswiderstände, die während der In- und Exspiration überwunden werden müssen. Die Normalwerte der Resistance beim Erwachsenen betragen 2–4 mbar/Liter/sec. Sie ist abhängig von der Weite des Bronchialsystems. Je enger das Bronchialsystem, umso höher ist die Resistance. Eine Erhöhung spricht für eine Obstruktion. Formel: R = Druckzunahme/Volumenzunahme pro Zeit = mbar/l/sec.

Ergänzung

Surfactant (*oberflächenaktive Substanz*): In speziellen Lungenzellen gebildete Substanz aus Lipiden und Proteinen, welche die Alveolaroberfläche mit einem dünnen Film überzieht. Bewirkt eine Erhöhung der Compliance und verhindert den Kollaps der Aleveolen am Ende der Exspiration.

2 Respiratorisches System

2.6 Blutgasanalyse – Normwerte und Abweichungen

Die arterielle **Blutgasanalyse** (**BGA**) erlaubt eine differenzierte Beurteilung des pulmonalen Gasaustauschs. Die Normwerte sind altersabhängig.

Die folgenden Begriffe beinhalten bestimmte Abweichungen der BGA-Werte von der Norm. Erläutern Sie die Begriffe.

1. **Hypoxämie**
2. **Hypokapnie**
3. **Hyperkapnie**
4. **Respiratorische Partialinsuffizienz**
5. **Respiratorische Globalinsuffizienz**

2.6 Blutgasanalyse – Normwerte und Abweichungen

1. **Hypoxämie**: Erniedrigung des Sauerstoffpartialdrucks im arteriellen Blut ($p_aO_2 < 70$ mmHg)
2. **Hypokapnie**: Erniedrigung des Kohlendioxidpartialdrucks im arteriellen Blut ($p_aCO_2 < 35$ mmHg)
3. **Hyperkapnie**: Erhöhung des Kohlendioxidpartialdrucks im arteriellen Blut ($p_aCO_2 > 45$ mmHg)
4. **Respiratorische Partialinsuffizienz**: Hypoxämie ($p_aO_2 < 70$ mmHg) bei normalem oder (kompensatorisch) erniedrigtem p_aCO_2
5. **Respiratorische Globalinsuffizienz**: Hypoxämie ($p_aO_2 < 70$ mmHg) bei gleichzeitiger Hyperkapnie ($p_aCO_2 > 45$ mmHg)

3 Wasser- und Elektrolythaushalt

3.1 Die Niere

Die paarig angelegten **Nieren** (*Renes, Nephri*) liegen retroperitoneal beidseits der Wirbelsäule im Lendenwirbelbereich. Jede Niere ist etwa 10–12 cm lang, 5–6 cm breit und 150–200 g schwer. Optisch stellt sie sich leicht bohnenförmig dar.

Ergänzen Sie die folgende Abbildung mit den korrekten Beschriftungen.

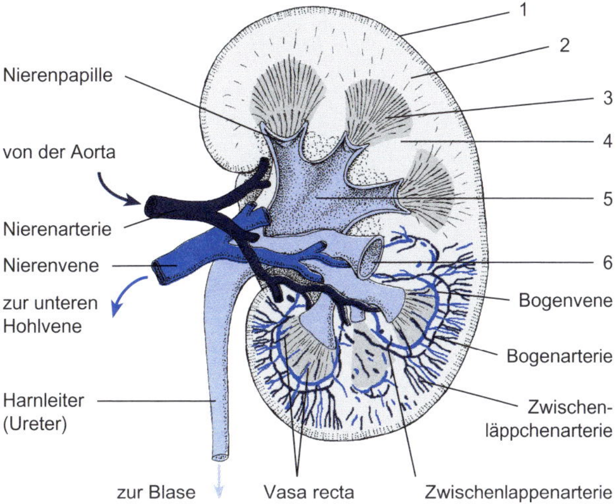

Abb. 3.1 Längsschnitt durch die Niere. [L190]

3.1 Die Niere

1. **Nierenkapsel** (*Kapsula renalis*): Derbe Kapsel aus Kollagenfasern, in der die Niere eingebettet ist. Die Nierenkapsel ist von einer Fettkapsel umgeben.
2. **Nierenrinde** (*Cortex renalis*): Liegt direkt unter der Nierenkapsel und enthält die Nierenkörperchen (Nephrone).
3. **Nierenmark** (*Medulla renalis*): Besteht aus 10–12 kegelförmigen Nierenpyramiden (Markpyramiden), die in Richtung Nierenbecken zeigen.
4. **Nierensäule** (*Columna renalis*): Im Längsschnitt stellt sich die Nierensubstanz säulenförmig dar.
5. **Nierenbecken** (*Pelvis renalis*): 10–12 Nierenkelche bilden das Nierenbecken.
6. **Nierenkelch** (*Calix renalis*): Sammlung des Urins mit Weiterleitung in das Nierenbecken.

Ergänzung

Die kleinste funktionelle Einheit der Niere ist das **Nephron**. Jedes Nephron besteht aus einem *Nierenkörperchen* (Blutgefäßknäuel mit umgebender *Bowmann-Kapsel*) und dem zugehörigen *Tubulusapparat* (Harnkanälchen).

3. Wasser- und Elektrolythaushalt

3.2 Funktion der Niere

Neben den originären Aufgaben Filtration und Produktion von Urin erfüllt die Niere exkretorische und inkretorische Funktionen.

Erläutern Sie kurz die exkretorischen und inkretorischen Aufgaben der Nieren.

3.2 Funktion der Niere

Exkretorisch:

1. Ausscheidung von harnpflichtigen Substanzen (Kreatinin, Harnstoff, Harnsäure)
2. Ausscheidung von molekularen Substanzen und Elektrolyten (Natrium, Kalium, Chlorid, Magnesium)
3. In Kombination mit der Lunge führendes Regulationsorgan für den Säure-Basenhaushalt (pH-Regulation)
4. Langfristige Blutdruckregulation

Inkretorisch:

1. Erythropoetinproduktion (wichtig für die Hämoglobinbildung)
2. Bildung von Renin (wichtig für die Blutdruckregulation)
3. Beteiligt am Vitamin D- und Calciumphosphatstoffwechsel

Ergänzung

Die Nieren sind mit 20–25 % des Herzminutenvolumens das am besten durchblutete Organ des Körpers. Sie reagieren sehr empfindlich auf Minderperfusion (z. B. bei Schock). Eine reine Blutuntersuchung sagt nichts über den Krankheitszustand der Nieren aus. Wichtig ist immer eine zusätzliche Urinuntersuchung, da die Niere – trotz normaler Blutwerte – schwer geschädigt sein kann.

3. Wasser- und Elektrolythaushalt

3.3 Renin-Angiotensin-Aldosteron-System

Das Renin-Angiotensin-Aldosteron-System ist eines der wichtigsten Systeme zur Regulation des Blutdrucks und der Salz- und Wasserhomöostase.

Vervollständigen Sie die nachfolgende Textpassage mit den unten aufgeführten Begriffen.

Die biologisch wirksamen Substanzen des Renin-Angiotensin-Aldosteron-Systems sind __________ und das direkt in der Nebennierenrinde freigesetzte __________. Angiotensin II ist die am stärksten __________ wirkende (physiologische) Substanz (Vasokonstriktor) und führt somit unmittelbar zum __________. Aldosteron verstärkt diesen Effekt zusätzlich durch die Rückresorption von __________, dem aus osmotischen Gründen Wasser folgt, woraus ein Anstieg des extrazellulären Volumens resultiert. Durch Minderperfusion bzw. Abnahme des zirkulierenden Plasmavolumens (Blutdruckabfall, Salzentzug sowie bei bestimmten Formen der Hypertonie) wird das Renin-Angiotensin-Aldosteron-System aktiviert.

Natrium, Aldosteron, vasokonstriktorisch, Angiotensin II, Blutdruckanstieg

3.3 Renin-Angiotensin-Aldosteron-System

Die biologisch wirksamen Substanzen des Renin-Angiotensin-Aldosteron-Systems sind Angiotensin II und das direkt in der Nebennierenrinde freigesetzte Aldosteron. Angiotensin II ist die am stärksten vasokonstriktorisch wirkende (physiologische) Substanz (Vasokonstriktor) und führt somit unmittelbar zum Blutdruckanstieg. Aldosteron verstärkt diesen Effekt zusätzlich durch die Rückresorption von Natrium, dem aus osmotischen Gründen Wasser folgt, woraus ein Anstieg des extrazellulären Volumens resultiert. Durch Minderperfusion bzw. Abnahme des zirkulierenden Plasmavolumens (Blutdruckabfall, Salzentzug sowie bei bestimmten Formen der Hypertonie) wird das Renin-Angiotensin-Aldosteron-System aktiviert.

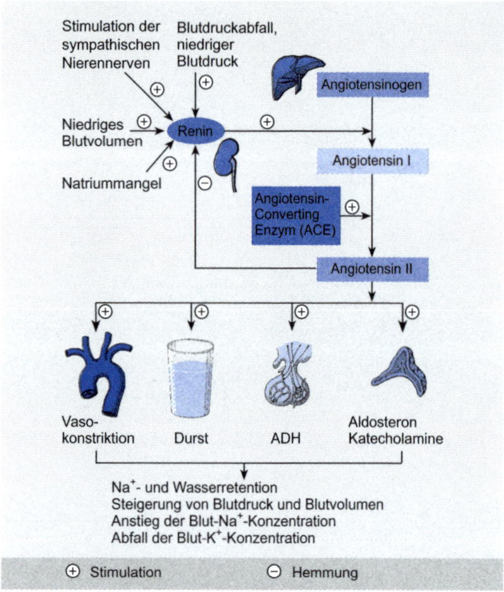

Abb. 3.2 RASS-Schema. [L190]

3. Wasser- und Elektrolythaushalt

3.4 Formen der Dehydration und der Hyperhydratation

Der menschliche Körper besteht zu einem Großteil aus Wasser (etwa ⅔). Der Wasseranteil ist abhängig von Alter und Geschlecht (Neugeborene ca. 75 %, Erwachsene ca. 65 %, ältere Menschen ca. 55 %). Die Abnahme im fortschreitenden Lebensalter ist durch die Zunahme des Fettgehaltes und durch den Bindegewebsumbau bedingt. Der Wassergehalt des weiblichen Körpers ist i. d. R. 5–10 % niedriger als der des männlichen, bedingt durch einen höheren Fettanteil.

Erläutern Sie folgende Begriffe:

1. **Isotone Dehydratation**
2. **Isotone Hyperhydratation**
3. **Hypotone Hyperhydratation**
4. **Hypertone Dehydratation**
5. **Hypertone Hyperhydratation**
6. **Hypotone Dehydratation**

3.4 Formen der Dehydration und der Hyperhydratation

1. **Isotone Dehydratation**: Plasmaosmolarität normal (270–290 mosmol/l), im Extrazellulärraum Defizit an Wasser und Elektrolyten
2. **Isotone Hyperhydratation**: Plasmaosmolarität normal (270–290 mosmol/l), (massive) Volumenzunahme des Extrazellulärraums durch isotone Flüssigkeiten
3. **Hypotone Hyperhydratation**: „Wasserintoxikation", Abfall der Osmolarität bei (massivem) Wasserüberschuss
4. **Hypertone Dehydratation**: Erhöhung der Plasmaosmolarität bei Wassermangel im Intra- und Extrazellulärraum
5. **Hypertone Hyperhydratation**: Erhöhte Plasmaosmolarität bei intrazellulärem Wasserentzug durch Wasserüberschuss
6. **Hypotone Dehydratation**: Verringerte Plasmaosmolarität, Verkleinerung des extrazellulären Raums durch Wasserverluste mit intrazellulärer Überwässerung

3. Wasser- und Elektrolythaushalt

3.5 Häufige Nierenerkrankungen

Chronische Nierenerkrankungen sind häufig gekennzeichnet durch schleichende und langwierige Prozesse. Diese können je nach Schädigung Monate bis Jahre dauern.
Akute Erkrankungen der Nieren werden oft durch akute Geschehnisse getriggert und verlaufen häufig rasch und progredient.

Erläutern Sie folgende Erkrankungen der Nieren:

- **Chronische Niereninsuffizienz**
- **Akutes Nierenversagen (ANV)**
- **Glomerulonephritis**
- **Diabetische Nephropathie**

3.5 Häufige Nierenerkrankungen

Chronische Niereninsuffizienz: Folge einer dauernden Verminderung der glomerulären, tubulären und endokrinen Funktion der Nieren. Stadien: I Funktionseinschränkung, II Kompensierte Retention, III Dekompensierte Retention, IV Terminale Niereninsuffizienz.
Akutes Nierenversagen (ANV): Rasche Abnahme der Nierenfunktion innerhalb von Stunden oder Tagen (→ K 84). Klinisch unterschieden in oligurisches, anurisches und polyurisches ANV.
Glomerulonephritis: Entzündlicher Vorgang der Glomeruli, i. d. R. beide Nieren betreffend. Man unterscheidet *primäre* (z. B. membranöse, rasch progediente GN, ohne fassbare Ursache und ohne systemische Erkrankung) und *sekundäre Formen*, die im Gefolge anderer Erkrankungen, z. B. Diabetes mellitus oder Lupus erythematodes, entstehen. Dazu gehören auch die erblichen Formen. (Ursache: Funktionsstörungen der Basalmembranen).
Diabetische Nephropathie: Durch Diabetes mellitus bedingte chronische Niereninsuffizienz.

Ergänzung

Eine Glomerulonephritis zeigt sich i. d. R. entweder als *nephritisches* oder als *nephrotisches Syndrom*:

- **Nephritisches Syndrom**: Plötzlicher Erkrankungsbeginn, Abnahme der glomerulären Filtrationsrate (GFR), Kreatininanstieg, Oligurie, Ödeme, Hypertonie, Hämaturie
- **Nephrotisches Syndrom**: Proteinurie (› 3,5 g/tgl./1,73 m^2 Körperoberfläche), Ödeme, Hyperlipoproteinämie, Hyperkoagulabilität

3. Wasser- und Elektrolythaushalt

3.6 Urinausscheidung

Die ausgeschiedenen Urinmengen unterliegen einer genau definierten Unterteilung.

Welche der folgenden Aussagen sind richtig?

1. **anurisch** ‹ 50 ml Urin tgl.
2. **oligurisch** › 500 ml Urin tgl.
3. **polyurisch** › 2.000 ml Urin tgl.
4. **anurisch** › 100 ml Urin tgl.
5. **oligurisch** ‹ 500 ml Urin tgl.

3.6 Urinausscheidung

Antwort **3 und 5** sind richtig.

Ergänzung

- anurisch: ‹ 100 ml Urin tgl.
- polyurisch: › 2.000 ml Urin tgl.
- oligurisch: ‹ 500 ml Urin tgl.

Einer verminderten oder vermehrten Urinausscheidung muss nicht unbedingt eine Nierenfunktionsstörung zugrunde liegen. In der Regel ist die zugeführte Flüssigkeitsmenge entscheidend, d. h. bei Patienten, die weder Infusionen noch Sondenkost bekommen, ist die Trinkmenge bzw. das Durstgefühl ausschlaggebend. Dies ist insbesondere bei älteren Patienten häufig stark vermindert bzw. kann z. B. bei psychischen Erkrankungen massiv erhöht sein.

4 Neurologisches System

4.1 Das zentrale Nervensystem

Das **Gehirn** (*Cerebrum, Enzephalon*) liegt geschützt in der Schädelhöhle. Es wiegt etwa 1.250–1.400 g und bildet in Kombination mit dem **Rückenmark** (*Medulla spinalis*) das **zentrale Nervensystem (ZNS)**.

Ergänzen Sie die Abbildung mit den korrekten Beschriftungen.

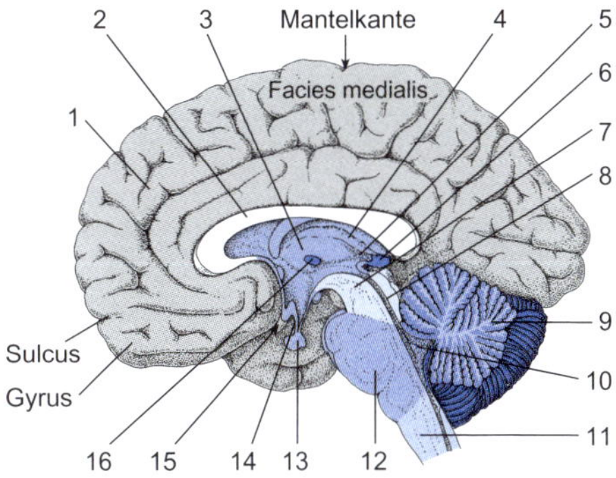

Abb. 4.1 Sagittalschnitt durch das Gehirn. [L190]

4.1 Das zentrale Nervensystem

1. **Großhirn** (Telencephalon)
2. **Balken** (Corpus callosum)
3. **Zwischenhirn** (Diencephalon)
4. **Thalamus** (eiförmige Struktur aus vielen Kernen bestehend)
5. **3. Ventrikel** (Ventriculus tertius)
6. **Zirbeldrüse** (Epiphyse)
7. **Mittelhirn** (Mesencephalon)
8. **Aquädukt** (Aquaeductus mesencepahli cerebri)
9. **Kleinhirn** (Cerebellum)
10. **4. Ventrikel** (Ventriculus quartus)
11. **verlängertes Mark** (Medulla oblongata)
12. **Brücke** (Pons)
13. **Hirnanhangsdrüse** (Hypophyse)
14. **Hypophysenstiel** (Infundibulum)
15. **Sehnerv** (N. opticus)
16. **Adhäsio interthalamica**: schmale Brücke aus Gliazellen

4 Neurologisches System

4.2 Der Liquor

Der **Liquor cerebrospinalis** (im klinischen Sprachgebrauch kurz *Liquor* genannt) ist eine klare farblose Flüssigkeit, die das Nervengewebe stützt und wie ein Wasserkissen vor Stoßeinwirkung, Druck oder Reibung schützt. Er enthält Nährstoffe für das Nervengewebe aus dem Blut und transportiert Stoffwechselprodukte ab.

Ergänzen Sie die folgende Textpassage mit den unten aufgeführten Begriffen.

Der Liquor wird in den speziell differenzierten Epithelzellen des __________ (Adergeflecht im Ventrikelsystem) gebildet. Die tägliche Gesamtproduktion beträgt ca. __________. Der gebildete Liquor fließt über den medial gelegenen __________ und den Aquädukt in den __________. Dort verlässt er über insgesamt drei Öffnungen die inneren Liquorräume (untereinander kommunizierende Systeme) und fließt in den äußeren Liquorraum (__________). Ein Großteil des gebildeten Liquors wird über Ausstülpungen der __________zurückresorbiert, so dass das zirkulierende Liquorvolumen ca. __________ beträgt.

Subarachnoidalraum, 3. Ventrikel, Arachnoidea, 500–700 ml, 120–200 ml, Plexus choroideus, 4. Ventrikel

4.2 Der Liquor

Der Liquor wird in den speziell differenzierten Epithelzellen des Plexus choroideus (Adergeflecht im Ventrikelsystem) gebildet. Die tägliche Gesamtproduktion beträgt ca. 500–700 ml. Der gebildete Liquor fließt über den medial gelegenen 3. Ventrikel und den Aquädukt in den 4. Ventrikel. Dort verlässt er über insgesamt drei Öffnungen die inneren Liquorräume (untereinander kommunizierende Systeme) und fließt in den äußeren Liquorraum (Subarachnoidalraum). Ein Großteil des gebildeten Liquors wird über Ausstülpungen der Arachnoidea zurückresorbiert, so dass das zirkulierende Liquorvolumen ca. 120–200 ml beträgt.

Ergänzung

Innerer Liquorraum: Ventrikelsystem und Zentralkanal des Rückenmarks (Canalis centralis). Letzterer gilt als Überbleibsel aus der Embryonalentwicklung, der für den Liquorabfluss keine Rolle spielt.

Äußerer Liquorraum: Subarachnoidalraum mit Zisternen.

Die inneren Liquorräume stehen über insgesamt drei Öffnungen des 4. Ventrikels mit dem Subarachnoidalraum und damit mit dem äußeren Liquorraum in Verbindung.

4 Neurologisches System

4.3 Neurotransmitter

Neurotransmitter sind wichtige *Botenstoffe*, deren Aufgabe die Informationsübertragung im Nervengewebe ist. Damit sind sie wesentlich an der Steuerung von Befinden und Verhalten beteiligt. Sie haben eine zentrale Bedeutung für innere Körpervorgänge, da sie entweder erregend oder hemmend auf die postsynaptische Membran einwirken können. In der Regel herrscht zwischen den unterschiedlichen Neurotransmittern ein physiologisches Gleichgewicht.

Nennen Sie die wichtigsten Neurotransmitter.

4.3 Neurotransmitter

1. **Azetylcholin** überträgt das Signal vom Neuron auf den Muskel, d. h. es wirkt an der motorischen Endplatte. Zusätzlich wirkt es in den ganglionären Synapsen des vegetativen Nervensystems. Azetylcholin wirkt immer *erregend* auf die nachgeschalteten Zellen.
2. **Katecholamine**:
   - **Noradrenalin** ist Neurotransmitter und Hormon zugleich. Es wirkt direkt im ZNS (steuert Aufmerksamkeit und Wachheit sowie Anpassung an psychische Belastungen) und an den postganglionären Synapsen des Sympathikus (wirkt *anregend* auf das Herz-Kreislauf-System).
   - **Adrenalin** ist ein untergeordneter Neurotransmitter mit Wirkung im ZNS. Es wirkt vor allem als *Stresshormon*.
   - **Dopamin** ist ein *erregender* Neurotransmitter mit Wirkung im ZNS (Steuerung der Bewegungsabläufe) und im vegetativen Nervensystem (Sympathikomimetikum, in geringer Dosierung ↑ renale Perfusion)
   - **Serotonin** reguliert den Spannungstonus der Blutgefäße und wirkt *anregend* auf die Magen-Darm-Tätigkeit. Wichtige Funktionen im ZNS sind die Steuerung von Stimmung, Appetit, Temperatur, Schlaf, Sexualverhalten und Schmerzempfindung.
3. **GABA** (γ-*Aminobuttersäure*) hyperpolarisiert die Membran postsynaptischer Zellen, so dass deren Erregung erschwert wird. Dieser *hemmende* Effekt wirkt anxiolytisch, analgetisch, relaxierend, antikonvulsiv und blutdruckstabilisierend.
4. **Melatonin** steuert den Tag-Nacht-Rhythmus.

4 Neurologisches System

4.4 Die Hirnhäute

Die bindegewebigen **Hirnhäute** (*Meningen*) bedecken das ZNS (Gehirn und Rückenmark) und stellen somit neben den knöchernen Strukturen des Schädels bzw. der knöchernen und bindegewebigen Strukturen der Wirbelsäule einen zusätzlichen Schutz dar.

Nennen Sie die Hirnhäute in der Reihenfolge von außen nach innen.

4.4 Die Hirnhäute

Die **Dura mater** (harte Hirnhaut, äußere Hirnhaut) bildet die äußere Hülle des ZNS. Sie ist schmerzempfindlich. Die gefäßarme **Arachnoidea** (Spinnengewebshaut, mittlere Hirnhaut) liegt der Dura mater innen an. Darunter liegt die **Pia mater** (weiche Hirnhaut, innere Hirnhaut). Sie ist gefäßreich und bedeckt die Oberfläche des ZNS unmittelbar, d. h. sie folgt auch allen Vertiefungen der Oberfläche.

Ergänzung

Zwischen Dura mater und Arachnoidea liegt der *Subduralraum*. Zwischen Arachnoidea und Pia mater liegt der *Subarachnoidalraum*, der sich an einigen Stellen erweitert (Zisternen).
Der *Epiduralraum* (Periduralraum) befindet sich zwischen dem Periost des Schädelknochens und der Dura mater.

4 Neurologisches System

4.5 Rückenmark und Spinalnerven

Das **Rückenmark** (*Medulla spinalis*) geht am großen Hinterhauptsloch aus der Medulla oblongata hervor und zieht im Spinalkanal der **Wirbelsäule** (*Columna vertebralis*) nach unten bis auf Höhe des zweiten Lendenwirbelkörpers. Auf der gesamten Länge des Rückenmarks entspringen beidseits 31 **Spinalnerven**. Entsprechend den Abgängen dieser Spinalnerven erfolgt die Einteilung des Rückenmarks in 31 Segmente. Da das Rückenmark etwa auf Höhe LWK 2 endet, sind alle Rückenmarksegmente gegenüber den zugehörigen Wirbelkörpern nach oben versetzt.
Die Spinalnerven treten durch die zugehörigen Zwischenwirbellöcher aus und versorgen jeweils ein bestimmtes Hautareal (Dermatom), d. h. die gesamte Hautoberfläche ist in **Dermatome** eingeteilt, die jeweils entsprechend nach dem sie versorgenden Rückenmarksegement benannt sind.

Nennen Sie die Abschnitte des Rückenmarks mit der entsprechenden Anzahl an Spinalnerven und ordnen Sie die Dermatome, in denen die Mamillen (Bustwarzen) bzw. der Bauchnabel liegen, den sie versorgenden Spinalnerven bzw. Rückenmarksegmenten zu.

4.5 Rückenmark und Spinalnerven

Abschnitte des Rückenmarks:

- 8 Zervikalsegmente (C1–C8)
- 12 Thorakalsegmente (Th1–Th12)
- 5 Lumbalsegmente (L1–L5)
- 5 Sakralsegmente (S1-S5)
- 1–3 Kokzygealsegmente (Steißbeinsegmente)

Das Dermatom, in dem die **Mamillen** liegen, wird vom 4. thorakalen Rückenmarksegment über den Spinalnerven Th 4 versorgt. Entsprechend heißt das *Dermatom Th 4*. Der **Bauchnabel** liegt im *Dermatom Th 10*, d.h. dieses Dermatom wird vom 10. thorakalen Rückenmarksegment über den Spinalnerven Th 10 innerviert.

Ergänzung

- Die Zuordnung von Rückenmarksegmenten zu Hautarealen ist *nicht* auf die darunter liegenden Organe übertragbar. Diese können von anderen Nerven versorgt werden.

Die **Meningen** (→ K 23) umhüllen das Rückenmark. Dabei zieht die Dura mater im Spinalkanal weiter nach unten als das Rückenmark (etwa bis S 2). Zwischen der Dura mater und den knöchernen bzw. Bandstrukturen der Wirbelsäule liegt der **Epiduralraum** (*Periduralraum*). Im **Subarachnoidalraum** zwischen Arachnoidea und Pia mater befindet sich der Liquor.

4 Neurologisches System

4.6 Monro-Kellie-Doktrin

Die **Monro-Kellie-Doktrin** beschreibt den Zusammenhang zwischen den in der Schädelhöhle enthaltenen Komponenten und dem Hirndruck.

Welche der folgenden Aussagen ist richtig?

Die Monro-Kellie-Doktrin

1. beschreibt das Zusammenspiel aus Venen, Arterien und Fettgewebe sowie deren Bezug zum Hirndruck.
2. ist eine Schweregradeinteilung der Subarachnoidalblutungen, die sich auf den damit verbundenen Anstieg des Hirndrucks bezieht.
3. bezieht sich auf die Summe von Blut und Hirngewebe.
4. besagt, dass die Summe aus Blut, Liquor und Gehirngewebe stets gleich sein muss, um den Hirndruck konstant zu halten.

4.6 Monro-Kellie-Doktrin

Antwort **4** ist richtig.

Ergänzung

Die Schädelhöhle ist ein Hohlraum, der vom starren Schädelknochen umgeben ist. In der Schädelhöhle befinden sich im Wesentlichen drei Komponenten: Gehirngewebe (ca. 80 %), Blut (ca. 12 %) und Liquor (ca. 8 %). Um die physiologischen Druckverhältnisse in der Schädelhöhle konstant zu halten, muss die *Summe* dieser drei Komponenten stets gleich sein.
Kommt es zum Anstieg einer Komponente, wird dies durch die Abnahme einer anderen kompensiert. Dieser Kompensationsmechanismus ist relativ rasch ausgeschöpft, sodass bei einer weiteren Volumenzunahme der Hirndruck rapide pathologisch steigt.

5 Verdauungssystem

5.1 Aufbau des Verdauungssystems

Beschriften Sie die Abbildung mit den aufgeführten Begriffen.

Mundhöhle (*Cavum oris*), Speiseröhre (*Ösophagus*), Magen (*Ventriculus*), Bauchspeicheldrüse (*Pankreas*), Zwölffingerdarm (*Duodenum*), Leerdarm (*Jejunum*), Krummdarm (*Ileum*), Dickdarm (*Colon ascendens*), Bauhin-Klappe (*Ileozäkalklappe*), Blinddarm (*Caecum*), Wurmfortsatz (*Appendix*), Mastdarm (*Rectum*) mit Anus

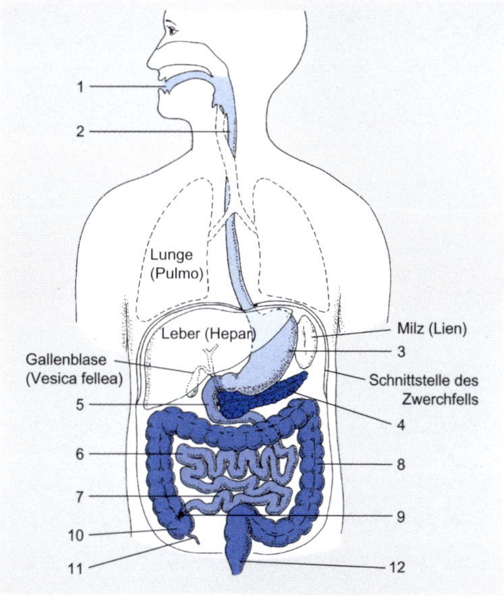

Abb. 5.1 Verdauungssystem. [L190]

5.1 Aufbau des Verdauungssystems

1. **Mundhöhle** (*Cavum oris*)
2. **Speiseröhre** (*Ösophagus*)
3. **Magen** (*Ventriculus*)
4. **Bauchspeicheldrüse** (*Pankreas*)
5. **Zwölffingerdarm** (*Duodenum*)
6. **Leerdarm** (*Jejunum*)
7. **Krummdarm** (*Ileum*)
8. **Dickdarm** (*Colon ascendens*)
9. **Bauhin-Klappe** (*Ileozäkalklappe*)
10. **Blinddarm** (*Caecum*)
11. **Wurmfortsatz** (*Appendix*)
12. **Mastdarm** (*Rectum*) mit **Anus**

Ergänzung

Magen, Dünn- und Dickdarm mit Mastdarm und Anus bilden zusammen den **Magen-Darm-Trakt** (*Gastrointestinaltrakt*).

5 Verdauungssystem

5.2 Speiseröhre

Die **Speiseröhre** (*Ösophagus*) ist ein ca. 25 cm langer elastischer Muskelschlauch, der den Rachen mit dem Magen verbindet. Die Speiseröhre beginnt am Kehlkopf und verläuft hinter der Luftröhre (Trachea) durch das Mediastinum (Mittelfellraum) nach unten. Nach dem Durchtritt durch das Zwerchfell endet sie am Mageneingang.
Durch peristaltische Muskelkontraktionen wird der Speisebrei transportiert. Beim Schlucken kann sich das Lumen der Speiseröhre bis auf etwa 3,5 cm weiten. Dies ist jedoch wegen der umgebenden Strukturen an den drei **physiologischen Engstellen** des Ösophagus *nicht* möglich. Die physiologischen Engstellen sind von klinischer Bedeutung, da Erkrankungen des Ösophagus bevorzugt an diesen Stellen lokalisiert sind und verschluckte Fremdkörper bzw. große Nahrungsstücke hier stecken bleiben können.

1. **Benennen Sie die drei physiologischen Engstellen des Ösophagus.**

2. **Nennen Sie drei mögliche Erkrankungen des Ösophagus.**

5.2 Speiseröhre

1. **physiologische Engstellen**:
   - Ringknorpelenge
   - Aortenenge
   - Zwerchfellenge
2. **Beispiele für Ösophaguserkrankungen**:
   - Ösophagusvarizen (z. B. durch Leberzirrhose)
   - Refluxösophagitis (z. B. bei Hiatushernie)
   - Ösophaguskarzinom (z. B. infolge Alkoholabusus)
   - Ösophagusdivertikel

Ergänzung

Die Speiseröhre liegt im Mediastinum hinter dem Herzen. Diese räumliche Nähe ermöglicht eine **transösophageale Echokardiographie**, d. h. eine Ultraschalluntersuchung des Herzens, bei der das Endoskop in die Speiseröhre eingeführt wird.

5 Verdauungssystem

5.3 Gastrointestinale Blutungen

Die **gastrointestinalen Blutungen** (GI-Blutungen) werden abhängig von der Lokalisation der Blutungsquelle in **obere** und **untere GI-Blutungen** eingeteilt. Abhängig vom Verlauf werden akute und chronische GI-Blutungen unterschieden. Patienten mit akuter gastrointestinaler Blutung sind Notfallpatienten, die umgehend behandelt werden müssen.

Welche der folgenden Aussagen ist richtig?

1. Eine obere gastrointestinale Blutung beschreibt eine Blutung der Tonsillen.
2. Die Einteilung in obere und untere GI-Blutung ist abhängig davon, ob die Blutungsquelle oberhalb oder unterhalb der Flexura duodenojejunalis (Treitz-Band) liegt.
3. Die Einteilung in obere und untere GI-Blutung ist abhängig davon, ob die Blutungsquelle oberhalb oder unterhalb der Flexura coli dextra (Treitz-Band) liegt.
4. Obere gastrointestinale Blutungen gehen meist mit Erbrechen einher und sind im Stuhlgang kaum nachweisbar.

5.3 Gastrointestinale Blutungen

Antwort **2** ist richtig.

Ergänzung

Das **Treitz-Band** (*Lig. Suspensorium duodeni*) liegt am Übergang vom Duodenum zum Jejunum (*Flexura duodenojejunalis*). Es gilt als Grenze zwischen oberem und mittlerem Gastrointestinaltrakt. Bei *oberen GI-Blutungen* liegt die Blutungsquelle *oberhalb*, bei *unteren GI-Blutungen* liegt sie unterhalb des Treitz-Bands.

Häufige Ursachen für obere GI-Blutungen sind Magen- oder Duodenalulzera, Ösophagusvarizen, Mallory-Weiss-Syndrom sowie Ösophagus- oder Magenkarzinom. Häufige Ursachen für untere GI-Blutungen sind Darmpolypen oder -tumore, chronisch-entzündliche Darmerkrankungen oder Divertikel/Divertikulitis.

Leitsymptome einer GI-Blutung sind:

- **Bluterbrechen** (*Hämatemesis*, hellrot oder kaffeesatzartig)
- **Teerstuhl** (*Melaena*)
- **Blutstuhl** (Ausscheiden von Blut in oder auf dem Stuhl)
- Zeichen der Anämie, bei starkem Blutverlust auch Schocksymptome

Diagnostik und Therapie richten sich nach (vermuteter) Blutungslokalisation, -stärke und (mutmaßl.) Ursache. Wichtigste Untersuchung ist die Gastroskopie (bei V. a. obere GI-Blutung) bzw. Rekto- oder Koloskopie (bei V. a. untere GI-Blutung). Häufig ist eine Therapie via Endoskopie möglich.

5 Verdauungssystem

5.4 Enterostoma

Ein **Enterostoma** ist eine operativ angelegt Öffnung eines Darmabschnitts mit Ausleitung über die Bauchdecke. Die Einteilung der Enterostomata erfolgt abhängig von ihrer *Lokalisation*, der *Verweildauer* und der *Art des Stomas*.

Nennen Sie vier mögliche Enterostoma-Lokalisationen sowie die jeweils zugehörige Bezeichnung und häufige Indikationen.

5.4 Enterostoma

1. **Ileostoma** (Stomaanlage am Dünndarm); Indikationen: Chronisch-entzündliche Darmerkrankungen (z. B. Colitis ulcerosa) oder Dickdarmtuomoren
2. **Zökostoma** (Stomaanlage am Blinddarm, → K 26); Indikationen: Anastomosenschutz bei Z. n. Kolon- oder Rektumresektion, Kolonverletzungen
3. **Transversostoma** (Stomaanlage am Colon transversum); Indikationen: Verschluss distaler Darmabschnitte (Ileus), Anastomosenschutz, Divertikulitis
4. **Sigmoidostoma** (Stomaanlage am Colon sigmoideum), Indikationen: Stuhlinkontinenz bei neurologischen Erkrankungen, rektale Fisteln, Sigma- oder Rektumresektion

Ergänzung

Abhängig von der **Verweildauer** werden unterschieden:

- **passagere** (*temporäre*, d. h. für eine befristete Zeitdauer angelegte) **Enterostomata**
- **permanente** (dauerhaft für den Rest des Lebens angelegte) **Enterostomata**

Abhängig von der **Art der Stomaanlage** werden unterschieden:

- **endständige Enterostomata**, d. h. die Darmpassage endet am Stoma. Der aboral gelegene (distale) Darmabschnitt wird komplett entfernt oder blind verschlossen
- **doppelläufige Enterostomata**, d. h. eine Darmschlinge wird vor die Bauchwand gezogen und an ihrer Vorderseite eröffnet.

5 Verdauungssystem

5.5 Ileus

Der **Ileus** (*Darmverschluss*) ist eine Unterbrechung der Darmpassage. Abhängig von der Ursache werden zwei Formen unterschieden: Beim *mechanischen Ileus* ist das Darmlumen verengt, beim *paralytischen Ileus* ist die Darmpassage infolge einer Darmlähmung unterbrochen.

Welche der folgenden Aussagen sind falsch?

1. Jeder Ileus muss sofort innerhalb drei Stunden operiert werden.
2. Bei einem Ileus zeigt die klassische Röntgenaufnahme des Abdomens überblähte Darmschlingen mit Flüssigkeitsspiegeln.
3. Eine der häufigsten Ursachen für einen mechanischen Ileus ist die Peritonitis.
4. Eine der häufigsten Ursachen für einen paralytischen Ileus ist eine Bride.

5.5 Ileus

Antwort **1, 3 und 4** sind falsch.

Ergänzung

Die **häufigsten Ursachen** für einen *mechanischen Ileus* bei Erwachsenen sind Darmtumoren (insbesondere Kolonkarzinome), Briden (Verwachsungen) oder inkarzerierte (eingeklemmte) Hernien. Ein *paralytischer Ileus* ist häufig Folge einer Entzündung im Bauchraum (z. B. bei Pankreatitis oder Peritonitis) oder tritt reflektorisch nach abdominellen Operationen oder Verletzungen auf.

Das Röntgenbild eines Ileuspatienten zeigt typischerweise **Flüssigkeitsspiegel**, d. h. es sind horizontale Linien zu sehen, die sich bilden, weil der Darminhalt nicht weiter transportiert wird und sich deshalb in den einzelnen Darmschlingen Flüssigkeit unten und Luft oben absetzt. Die Verteilung der Flüssigkeitsspiegel lässt Rückschlüsse auf die ungefähre Lokalisation des Verschlusses zu.

5 Verdauungssystem

5.6 Pankreas

Das **Pankreas** (*Bauchspeicheldrüse*) ist ein quer im linken Oberbauch liegendes Drüsenorgan. Es liegt retroperitoneal, d. h. es ist an der Vorderseite von Bauchfell (Peritoneum) überzogen. Das Pankreas ist ca. 15–20 cm lang und 1,5–3 cm dick. Es wiegt etwa 70–120 g. Anatomisch wird das Pankreas unterteilt in Pankreaskopf, Pankreaskörper und Pankreasschwanz. Der Pankreaskopf liegt im C-förmigen Abschnitt des Duodenums. Der Hauptausführungsgang des Pankreas (*Ductus pancreaticus*) mündet bei den meisten Menschen zusammen mit dem Gallengang an der **Papilla duodeni major** (*Papilla vateri*) in den Zwölffingerdarm (Duodenum).

Welche der folgenden Aussagen sind richtig?

1. Nukleasen spalten Fettsäuren von den Neutralfetten (Triglyceriden) ab.
2. Lipasen dienen der Abspaltung von Nukleotiden aus der DNA und RNA.
3. Das Insulin wird in den B-Zellen der Langerhans-Inseln im Pankreas gebildet.
4. Alpha-Amylase spaltet Stärke sowie Glykogen bis zum Zweifachzucker Maltose und trägt so zur Kohlenhydratverdauung bei.

5.6 Pankreas

Antworten **3 und 4** sind richtig.

Ergänzung

Das Pankreas ist sowohl eine **endokrine** als auch eine **exokrine Drüse:**

- Die Hauptmasse des Pankreas sind *exokrine Drüsen*. Diese bilden täglich ca. 1,5 l Pankreassekret, das wichtige Enzyme zur Eiweiß-, Kohlenhydrat- und Fettspaltung enthält. Die meisten Enzyme liegen als Vorstufen vor, die erst im Duodenum in ihre aktive Form überführt werden. Dies verhindert eine Selbstverdauung des Pankreas.
- Der *endokrine Drüsenanteil* des Pankreas liegt inselförmig verstreut im Organ. Diese Langerhans-Inseln enthalten im Wesentlichen drei Zellarten, die verschiedene Hormone bilden: Glukagon (A-Zellen), Insulin (B-Zellen) und Somatostation (D-Zellen).

6 Säure-Basen-Haushalt und Blutgasanalyse

6.1 Säure-Basen-Haushalt

Alle Stoffwechselvorgänge im Organismus funktionieren nur dann optimal, wenn der **ph-Wert des Blutes im Normbereich** liegt (7,35–7,45 im arteriellen bzw. kapillären Blut). Für die Konstanthaltung des Säure-Basen-Gleichgewichts und damit des pH-Werts in diesem engen Bereich sorgen verschiedene Regelmechanismen.

Wann spricht man von einer Azidose und wann von einer Alkalose?

Nennen Sie die verschiedenen Formen der Azidose mit den jeweiligen Ursachen.

6.1 Säure-Basen-Haushalt

Azidose: pH Wert < 7,35
Alkalose: pH Wert > 7,45

- **metabolische Azidose**:
  - *Retentionsazidose*: verminderte renale Säurenausscheidung bei akuter oder chronischer Niereninsuffizienz
  - *Subtraktionsazidose*: enteraler Verlust von Bikarbonat, z. B. durch massive Diarrhö, oder renaler Bikarbonatverlust
  - *Additionsazidose*: vermehrte endogene Säurebildung, z. B. infolge vermehrter Fettverbrennung bei Insulinmangel (diabetische *Ketoazidose*) oder Laktatanstieg durch Gewebshypoxie (*Laktatazidose*), oder exogene Säurezufuhr
  - *Verteilungsazidose*: Verdünnung (Dilution) der Bikarbonatkonzentration (z. B. durch zu hohe Zufuhr neutraler Lösungen) oder Hyperkaliämie (dadurch Verdrängung der H^+-Ionen aus den Zellen)
- **respiratorische Azidose**: Anhäufung von CO_2 (*Hyperkapnie* → K 13) aufgrund unzureichender alveolärer Ventilation z. B. durch Pneumonie oder ARDS

Ergänzung

Merke: Bei metabolischen Störungen verändern sich pH, pCO_2 und HCO_3^- immer gleichsinnig.

6 Säure-Basen-Haushalt und Blutgasanalyse

6.2 Normwerte der Blutgasanalyse

Bei der **Blutgasanalyse** (**BGA**) werden die Partialdrücke der Atemgase (pO_2 und pCO_2) im arteriellen, kapillären oder venösen Blut gemessen. Wegen des Zusammenhangs von Blutgasen und Säure-Basen-Haushalt werden der pH-Wert, die Basenabweichung (base excess, BE), das aktuelle und das Standardbikarbonat (HCO_3^-) sowie die Sauerstoffsättigung (SO_2) mitbestimmt.

Tragen Sie in die folgende Tabelle die Normwerte der Blutgasanalyse ein.

	arteriell	venös
pH		
pO_2 mmHg		
pCO_2 mmHg		
BE		
HCO_3^- (act) mmol/l		
HCO_3^- (stand) mmol/l		
SO_2 %		

Tab. 6.1a Normwerte der Blutgasanalyse.

6.2 Normwerte der Blutgasanalyse

	arteriell	venös
pH	7,35–7,45	7,31–7,41
pO_2 mmHg	70–100	35–40
pCO_2 mmHg	36–44	41–51
BE	+/– 2–3	+/– 2–3
HCO_3^- (act) mmol/l	22–26	22–26
HCO_3^- (stand) mmol/l	23–27	23–27
SO_2 %	95–97	55–70

Tab. 6.1b Normwerte der Blutgasanalyse.

Ergänzung

Meist werden ergänzend Elektrolyte, Laktat, Blutzucker und Hb-Derivate mitbestimmt.
Die BGA ermöglicht die Berechnung der **Sauerstoffpartialdruck-Differenz zwischen alveolärer Luft und arteriellem Blut** (**$DAaO_2$**). Dies ist ein Maß für den pulmonalen Rechts-Links-Shunt, der entsteht, wenn Lungenbereiche zwar durchblutet, aber nicht ausreichend belüftet werden (das Blut strömt vom rechten zum linken Herzen, ohne ausreichend mit Sauerstoff gesättigt zu werden).

6 Säure-Basen-Haushalt und Blutgasanalyse

6.3 Abweichungen der BGA-Werte von der Norm

Abhängig davon, ob einzelne Parameter der BGA erhöht oder vermindert sind, können Rückschlüsse auf die Art (Azidose oder Alkalose) und die Ursache (metabolisch oder respiratorisch) der Störung gezogen werden.

Interpretieren Sie die nachfolgenden arteriellen BGA-Werte:

1. pH: 7,33, HCO_3^-: 16 mmol/l, p_aCO_2: 40 mmHg, BE: –5
2. pH: 7,50, HCO_3^-: 24 mmol/l, p_aCO_2: 33 mmHg, BE: 2
3. pH: 7,47, HCO_3^-: 28 mmol/l, p_aCO_2: 39 mmHg, BE: 6
4. pH: 7,28, HCO_3^-: 24 mmol/l, p_aCO_2: 50 mmHg, BE: 2

6.3 Abweichungen der BGA-Werte von der Norm

1. metabolische Azidose
2. respiratorische Alkalose
3. metabolische Alkalose
4. respiratorische Azidose

Ergänzung

Grundsätzlich gilt: Metabolische Störungen werden primär metabolisch therapiert und respiratorische Störungen primär respiratorisch. Ausnahme sind Mischformen.

Zur **Therapie der metabolischen Azidose** stehen im Wesentlichen zwei Puffersubstanzen zur Verfügung: Natriumbikarbonat (NaBic) und Trometamol (THAM).

Berechnung des Basenbedarfs: Basenbedarf (mmol) = neg. Basenabweichung (mmol/l) × 0,3 × kg KG

Die **Therapie der metabolischen Alkalose** erfolgt i. d. R. durch Zufuhr von Säuren. Hierzu stehen folgende Präparate zur Verfügung: Salzsäure und Lysinhydrochlorid.

Berechnung des Säurebedarfs: Säurebedarf (mmol) = pos. Basenabweichung (mmol/l) × 0,3 × kg KG

Bei der **respiratorischen Azidose** steht die Verbesserung der alveolären Ventilation im Vordergund. Die **respiratorische Alkalose** wird mittels kontrollierter Beatmung bzw. Optimierung der Rückatmung therapiert.

6 Säure-Basen-Haushalt und Blutgasanalyse

6.4 Puffersysteme

Durch die Stoffwechselvorgänge im menschlichen Körper entstehen permanent Säuren. Neben renalen und respiratorischen Regulationsvorgängen sorgen verschiedene **Puffersysteme** dafür, den pH-Wert des Blutes im engen physiologischen Bereich zu halten.
Puffer sind Substanzen, deren pH-Wert sich bei Zugabe von Säuren oder Basen wesentlich weniger stark ändert als dies bei ungepufferten Substanzen der Fall wäre, d. h. sie sind in der Lage, pH-Schwankungen – innerhalb gewisser Grenzen – auszugleichen.

Nennen und erläutern Sie die physiologischen Puffersysteme im Blut.

6.4 Puffersysteme

- **Bicarbonatpuffersystem:** mit etwa 65 % der Gesamtpufferkapazität des Blutes. Dabei entsteht aus Bicarbonat (HCO_3^-) und H^+-Ionen Kohlensäure ($H_2CO_3^-$), die wiederum in H_2O und CO_2 zerfällt, das in der Lunge abgeatmet wird. Die gesamte Reaktion wird – auch in umgekehrter Richtung – vom Enzym *Karboanhydrase* katalysiert.
- **Proteinatpuffersystem:** besteht aus den Proteinen im Blut, überwiegend **Hämoglobin** und **Albumin**. Sein Anteil an der Gesamtpufferkapazität liegt bei etwa 30–40 %. Bei der O_2-Abgabe an das Gewebe kann das Hb bei gleichzeitiger CO_2-Aufnahme H^+-Ionen puffern.
- **Phosphatpuffersystem:** macht nur etwa 1–2 % der Gesamtpufferkapazität aus. Es bindet überwiegend fixe Säuren aus dem Proteinstoffwechsel.

Das Protein- und das Phosphatpuffersystem werden als *Nicht-Bikarbonat-Puffer* bezeichnet. *Gesamtpufferbasen* = die Summe aller pufferwirksamen Anionen (hauptsächlich Bikarbonat und Proteinat).

Neben den Puffersystemen des Blutes sind **respiratorische und renale Regulationsvorgänge** wesentlich an der Konstanthaltung eines physiologischen pH-Werts beteiligt.

- *respiratorische Regulation*: Je mehr Säuren anfallen (pH-Wert ↓), desto mehr CO_2 wird über die Lunge abgeatmet
- *renale Regulation*: Rückresorption von Bikarbonat, H^+-Elimination im Tubulusapparat und Ausscheidung fixer Säuren.

Merke: „Azidose frisst Katecholamine!“, d. h. bei Azidose sinkt deren Wirksamkeit.

6 Säure-Basen-Haushalt und Blutgasanalyse

6.5 Auswirkungen der Säure-Basen-Verschiebungen

Alle Stoffwechselreaktionen funktionieren pH-abhängig, d. h. sie verlaufen nur dann optimal, wenn der pH-Wert des Blutes im Normbereich liegt.

Welche der folgenden Aussagen sind richtig?

1. Bei der Azidose kommt es zur Aufnahme von H^+-Ionen in die Zelle: Im Gegenzug wandern K^+-Ionen in den Extrazellulärraum.
2. Respiratorische Störungen führen zu einer schnellen pH-Verschiebung im Liquor, da die Blut-Liquor-Schranke für CO_2 gut durchlässig ist.
3. Eine leichte metabolische Alkalose (pH ≥ 7,5) führt immer zu Herzrhythmusstörungen und tetanischen Krämpfen.
4. Bei einer Alkalose kommt es in jedem Fall zu einer Hyperkaliämie.

6.5 Auswirkungen der Säure-Basen-Verschiebungen

Antwort **1 und 2** sind richtig.

Ergänzung

Metabolische Alkalosen mit einem pH-Wert über 7,6 führen durch eine Verminderung der ionisierten Ca^{++}-Fraktion zu Herzrhythmusstörungen und tetanischen Krämpfen.
Bei einer Alkalose kommt es durch die Verschiebung der K^{+}-Ionen von extrazellulär nach intrazellulär (im Austausch zu H^{+}-Ionen) zu einer *Hypokaliämie*.

7 Sauerstoffbindung und Gastransport

7.1 Sauerstoffbindungskurve

Die **Sauerstoffbindungskurve** (*Sauerstoffdissoziationskurve*) beschreibt die Beziehung zwischen dem arteriellen Sauerstoffpartialdruck (p_aO_2) und der Sauerstoffsättigung (S_aO_2) des Blutes. Die Kurve verläuft S-förmig und weist typische Merkmale auf.

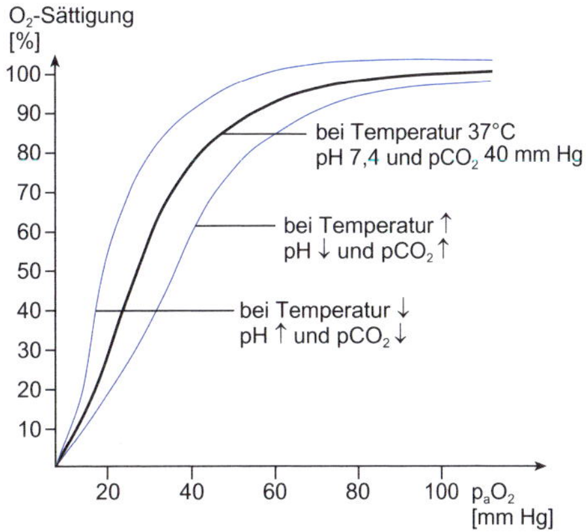

Abb. 7.1 Sauerstoffbindungskurve.

Erläutern Sie den Bohr-Effekt und die ihn beeinflussenden Faktoren.

7.1 Sauerstoffbindungskurve

Der **Bohr-Effekt** beschreibt die Abhängigkeit der Sauerstoffbindungsaffinität des Hämoglobins (und damit den Verlauf der Sauerstoffbindungskurve) von verschiedenen Faktoren, insbesondere pH-Wert und p_aCO_2 des Blutes, aber auch Körpertemperatur und 2,3 DPG (2,3 Diphosphoglycerat). Abhängig von diesen Faktoren kann die Sauerstoffbindungskurve nach *rechts* oder *links* verschoben sein.

Ergänzung

Eine Azidose beeinträchtigt die Abgabe von O_2 an das Gewebe weniger stark als eine Alkalose.

7 Sauerstoffbindung und Gastransport

7.2 Rechtsverschiebung der Sauerstoffbindungskurve

Eine **Rechtsverschiebung der Sauerstoffbindungskurve** ist gekennzeichnet durch die schlechtere Sauerstoffbindung an das Hämoglobin und durch die bessere Abgabe an die sauerstoffverbrauchenden Zellen.

Beschreiben Sie die Veränderungen der Parameter Körpertemperatur, pH-Wert und p_aCO_2-Wert, die zu einer Rechtsverschiebung der Sauerstoffbindungskurve führen.

7.2 Rechtsverschiebung der Sauerstoffbindungskurve

Die **Körpertemperatur** ist **erhöht** (Fieber), der **ph-Wert** des Blutes liegt unter der Norm (**‹ 7,35** = Azidose) und der **p_aCO_2** Wert ist erhöht (**› 44 mmHg** = Hyperkapnie).

Ergänzung

Die **Sauerstoffausschöpfung** bzw. der O_2-Verbrauch ist die pro Minute ins Gewebe aufgenommene O_2-Menge, also das Produkt aus Herzzeitvolumen (HZV) und arteriovenöser Sauerstoffdifferenz ($CavDO_2$). Der **Sauerstoffverbrauch** (VO_2) wird auf die Körperoberfläche bezogen. Normwerte: 120–160 ml/Min/m^2.

7 Sauerstoffbindung und Gastransport

7.3 Linksverschiebung der Sauerstoffbindungskurve

Eine **Linksverschiebung der Sauerstoffbindungskurve** ist gekennzeichnet durch eine bessere Sauerstoffbindung an das Hämoglobin und durch die schlechtere Abgabe an die sauerstoffverbrauchenden Zellen.

Beschreiben Sie die Veränderungen der Parameter Körpertemperatur, pH-Wert und p_aCO_2-Wert, die zu einer Linksverschiebung der Sauerstoffbindungskurve führen.

7.3 Linksverschiebung der Sauerstoffbindungskurve

Die **Körpertemperatur** ist **erniedrigt** (Hypothermie), der **ph-Wert** des Blutes liegt über der Norm **(› 7,45** = Alkalose) und der **p_aCO_2** Wert ist vermindert **(‹ 36 mmHg** = Hypokapnie).

Ergänzung

Die **Sauerstofftransportkapazität** beschreibt die Sauerstoffmenge, die pro Zeiteinheit transportiert wird. Sie errechnet sich aus dem Gesamtsauerstoffgehalt des arteriellen Blutes (an Hämoglobin gebundener plus physikalisch gelöster Sauerstoff) und dem HZV. Daher gilt: Das Sauerstoffangebot wird im Wesentlichen von den drei Faktoren HZV, arterielle Sauerstoffsättigung und Hb-Konzentration bestimmt.

7 Sauerstoffbindung und Gastransport

7.4 Halbsättigungsdruck

Der **Halbsättigungsdruck** (**P50**) ist ein Maß für die Rechts- oder Linksverschiebung der Sauerstoffbindungskurve.

Welche der folgenden Aussagen sind falsch?

1. Ein erhöhter P50 entspricht einer Verschiebung der Sauerstoffbindungskurve nach links.
2. Der Halbsättigungsdruck zeigt an, bei welchem p_aO_2 das Hämoglobin zu 50 % gesättigt ist.
3. Normparameter für den P50 sind: pH 7,31. Temperatur 38,5 °C, p_aCO_2 46 mmHg.
4. Ein erniedrigter P50 beschreibt eine Verschiebung der Sauerstoffbindungskurve nach links.

7.4 Halbsättigungsdruck

Antwort **1 und 3** sind falsch.

Ergänzung

Normwert für den P50: 27 mmHg (bei pH 7,4, 37 °C Temp., p_aCO_2 40 mmHg).
Die **Sauerstoffsättigung** (O_2-Sättigung, SaO_2) gibt an, wieviel Prozent des Gesamthämoglobins oxygeniert (mit Sauerstoff beladen) sind. Sie ist abhängig vom Sauerstoffpartialdruck (p_aO_2, Normwert: 95–98 % bei Raumluftatmung). Bei einem p_aO_2 von 150 mmHg ist der Maximalwert der Sauerstoffsättigung erreicht (97–99 %). Eine Sauerstoffsättigung von 100 % ist aufgrund des physiologischen Rechts-Links-Shunts nicht möglich (eine geringe Blutmenge fließt an den Alveolen vorbei, ohne am pulmonalen Gasaustausch teilzunehmen; sie wird dem arteriellen Kreislauf als sogenanntes Shuntblut zugeführt).

7 Sauerstoffbindung und Gastransport

7.5 Sauerstoff- und Kohlendioxidtransport

Sauerstoff und Kohlendioxid können im Blut mit unterschiedlichen Mechanismen transportiert werden.

Ergänzen Sie bitte folgende Textpassage mit den unten aufgeführten Begriffen.

Sauerstoff und Kohlendioxid können entweder __________ an das Hämoglobin gebunden oder __________ im Plasma gelöst und so transportiert werden. Der größte Teil des transportierten Sauerstoffs (98 %) ist chemisch an das Hämoglobin gebunden (→ K 9 Hüfner'sche Zahl). Nur ein geringer Anteil (2 %) wird physikalisch gelöst. Der Transport von Kohlendioxid erfolgt ebenfalls entweder chemisch gebunden (95 %) oder physikalisch gelöst im Plasma (5 %). Der größte Teil diffundiert in die Erythrozyten und bildet dort zusammen mit Wasser (H_2O) Kohlensäure (H_2CO_3). Durch den Einfluss von __________ zerfällt die Kohlensäure zu __________ und Wasserstoffionen (H^+). In der Lunge verläuft diese Reaktion in entgegengesetzter Richtung, das dadurch freiwerdende CO_2 wird abgeatmet.

physikalisch, Karboanhydrase, chemisch, Bikarbonat

7.5 Sauerstoff- und Kohlendioxidtransport

Sauerstoff und Kohlendioxid können entweder chemisch an das Hämoglobin gebunden oder physikalisch im Plasma gelöst und so transportiert werden. Der größte Teil des transportierten Sauerstoffs (98 %) ist chemisch an das Hämoglobin gebunden (→ K 9 Hüfner'sche Zahl). Nur ein geringer Anteil (2 %) wird physikalisch gelöst. Der Transport von Kohlendioxid erfolgt ebenfalls entweder chemisch gebunden (95 %) oder physikalisch gelöst im Plasma (5 %). Der größte Teil diffundiert in die Erythrozyten und bildet dort zusammen mit Wasser (H_2O) Kohlensäure (H_2CO_3). Durch den Einfluss von Karboanhydrase zerfällt die Kohlensäure zu Bikarbonat und Wasserstoffionen (H^+). In der Lunge verläuft diese Reaktion in entgegengesetzter Richtung, das dadurch freiwerdende CO_2 wird abgeatmet.

8 Grundlagen der Beatmung

8.1 Spontanatmung vs. Beatmung

Bei der **maschinellen Beatmung** (*künstliche Beatmung, mechanical ventilation* oder artificial respiration) übernimmt das Beatmungsgerät (Respirator) die Atemarbeit teilweise oder vollständig. Abhängig davon, wieviel Atemarbeit der Respirator übernimmt bzw. wieviel Atemarbeit der Patient leistet, unterscheidet man:

- kontrollierte Beatmung (Atemarbeit wird vollständig vom Beatmungsgerät übernommen)
- augmentierte Beatmung (Kombination aus maschineller Beatmung und Spontanatmung)

Im Gegensatz dazu leistet bei der **Spontanatmung** der Patient die gesamte Atemarbeit.
Neben der zur maschinellen Beatmung erforderlichen Hilfsmittel (z. B. Endotrachealtubus, Trachealkanüle oder Beatmungsmaske) unterscheiden sich die maschinelle und die Spontanatmung wesentlich.

Erläutern Sie die wesentlichen Unterschiede zwischen Spontanatmung und maschineller Beatmung.

8.1 Spontanatmung vs. Beatmung

Wesentliche Unterschiede zwischen Spontanatmung und maschineller Beatmung sind die **Druckverhältnisse in den Atemwegen** und **die Aktivität der Atemmuskeln**:

- Bei der **Spontanatmung** schwankt der Druck in den Atemwegen um den Atmosphärendruck herum (geringfügig darunter während der Inspiration und geringfügig erhöht während der Exspiration). Insbesondere die Inspiration ist ein *aktiver* Vorgang, d. h. die Inspirationsmuskeln (Zwerchfell und externe Interkostalmuskeln) kontrahieren (→ K 8).
- Bei der **maschinellen Beatmung** wird die Atemluft mittels Überdruck verabreicht, d. h. während der Inspiration steigt der Atemwegsdruck an. Ist ein PEEP eingestellt (→ K 44), bleibt der Atemwegsdruck auch nach der Exspiration im positiven Bereich. Sowohl Inspiration als auch Exspiration erfolgen bei der maschinellen Beatmung *passiv*, also ohne Aktivität der Atemmuskeln.

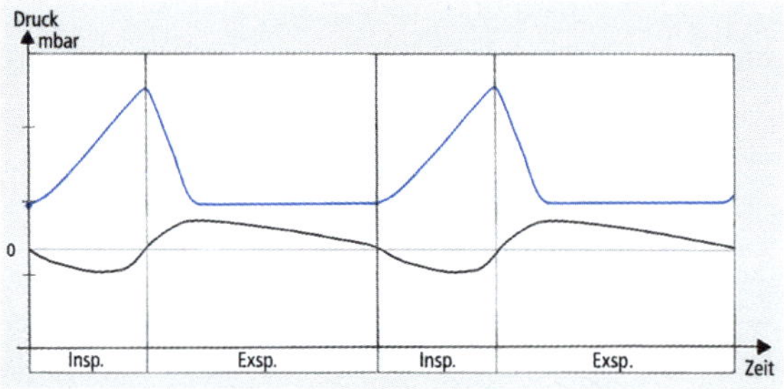

Abb. 8.1 Druckverhältnisse während Spontanatmung und maschineller Beatmung im Vergleich.

8 Grundlagen der Beatmung

8.2 Beatmungsindikation

Die **Hauptindikation für eine Beatmungstherapie** ist die respiratorische Insuffizienz, die mit anderen Maßnahmen (Sauerstoffgabe, Lagerungsmaßnahmen, Sekretmobilisation) *nicht* ausreichend therapiert werden kann. Entsprechend sind für die Indikationsstellung vor allem die **Atemmechanik**, die **Atemfrequenz**, das **klinische Bild** des Patienten und die **Blutgasanalyse** von großer Bedeutung.

Nennen Sie die Formen der respiratorischen Insuffizienz mit jeweils zwei möglichen Ursachen.

8.2 Beatmungsindikation

- **Lungenparenchymversagen** (Oxygenierungsversagen)
  Mögliche Ursachen: Pneumonie, Atelektasen, Lungenödem, ARDS, Lungenfibrose
- **pulmonales Pumpversagen** (Ventilationsversagen)
  - *zentrale Ursachen*: Schädelhirntrauma, traumatischer Querschnitt, Intoxikationen, Tetanus
  - *periphere Ursachen*: Myasthenia gravis, Guillain-Barré-Syndrom, Überhang von Muskelrelaxanzien, Botulismus, Störungen der Atemmechanik, z. B. durch obstruktive und restriktive Ventilationsstörungen, Kyphoskoliose, Zwerchfellruptur, Rippenserienfraktur

Beim Lungenparenchymversagen steht die unzureichende Sauerstoffversorgung im Vordergrund (p_aO_2 ↓). Das pulmonale Pumpversagen dagegen ist gekennzeichnet durch eine unzureichende Kohlendioxid-Abatmung (p_aCO_2 ↑).

Ergänzung

Eine alternative Einteilung unterscheidet die **respiratorische Partial-** von der **respiratorischen Globalinsuffizienz.** Die Partialinsuffizienz zeigt sich in einer Hypoxämie, bei der Globalinsuffizienz liegt sowohl eine Hypoxämie als auch eine Hyperkanie vor.

8 Grundlagen der Beatmung

8.3 Beatmungsparameter

Am Beatmungsgerät können verschiedene **Beatmungsparameter** eingestellt werden. Welche Beatmungsparameter eingestellt werden müssen und welche sich aus der Beatmung ergeben, hängt von der ausgewählten Beatmungsform (→ K 47) und vom Respiratortyp ab.

Definieren Sie kurz folgende Beatmungsparameter.

- **Beatmungsfrequenz**
- **Atemhubvolumen (Atemzugvolumen, Tidalvolumen)**
- **Atemminutenvolumen**
- **PEEP**
- **Inspirations-Exspirationsverhältnis (I:E)**
- **Inspiratorische Sauerstoffkonzentration (FiO_2)**
- **Plateauphase**
- **Spitzendruck (Peak)**

8.3 Beatmungsparameter

- **Beatmungsfrequenz**: Anzahl der maschinellen Atemzüge pro Minute
- **Atemhubvolumen** (*Atemzugvolumen, Tidalvolumen*): Luftmenge, die pro Atemhub appliziert wird
- **Atemminutenvolumen**: Luftmenge, die pro Minute verabreicht wird. Errechnet sich aus der Atemfrequenz, multipliziert mit dem Atemzugvolumen
- **PEEP** *(positive endexspiratory pressure):* Beschreibt den positiven Druck am Ende der Ausatmung
- **Inspirations-Exspirationsverhältnis** (**I:E-Verhältnis**, *Atemzeitverhältnis*): Verhältnis von Inspirationszeit zu Exspirationszeit. Physiologisch ist das I:E-Verhältnis 1:1,5–1:2
- **Inspiratorische Sauerstoffkonzentration** (**FiO_2**): Höhe des inspiratorischen Sauerstoffanteils
- **Plateauphase** (*insp. No-Flow-Phase, inspiratorische Pause*): Teil der Inspirationszeit, in der kein Gasfluss stattfindet
- **Spitzendruck** (**Peak**): Maximaler Inspirationsdruck, steht in Abhängigkeit zum gewünschten Atemhubvolumen

Ergänzung

Die **Inversed-ratio-Ventilation** (**IRV**) beschreibt eine Umkehr des I:E, d. h. die Inspirationszeit ist genauso lang oder länger als die Exspirationszeit. Dementsprechend spricht man schon bei einem I:E von 1:1 von einem inversen Atemzeitverhältnis.

8 Grundlagen der Beatmung

8.4 Trigger

Mittels eines eingestellten **Triggers** (*Auslösers*) können Inspirationsbemühungen des Patienten vom Respirator erkannt und durch Verabreichen von Atemhüben beantwortet werden. Man unterscheidet zwei Triggerarten: **Drucktrigger** und **Flowtrigger**.

Welche der folgenden Aussagen sind richtig?

1. Bei einem Drucktrigger muss in der Inspiration ein vorgegebener Unterdruck erreicht werden, um den Atemhub auszulösen.
2. Der optimale Drucktrigger liegt bei –6 mbar unter PEEP.
3. Der Flowtrigger wird in l/Min. eingestellt. Bereits geringe Veränderungen innerhalb des inspiratorischen Flows werden von einem Flowsensor registriert.
4. Der optimale Flowtrigger liegt bei 10 l/Min. × 0,03 × kg KG.

8.4 Trigger

Antwort **1 und 3** sind richtig.

Ergänzung

Für die **Einstellung des Triggers** am Respirator gelten folgende Richtwerte:

- Drucktrigger: 1–2 mbar unter PEEP
- Flowtrigger: 2–5 l/Min.

Ist die *Triggerempfindlichkeit zu hoch* eingestellt, muss der Patient relativ viel Atemarbeit leisten, um einen Atemhub auszulösen. Dies kann eine respiratorische Erschöpfung zur Folge haben. Ist die *Triggerempfindlichkeit zu gering* (zu niedrig) eingestellt, wird die Selbsttriggerung des Respirators begünstigt.

8 Grundlagen der Beatmung

8.5 Inspirationsflowmuster

Der **Inspirationsflow** beschreibt die Geschwindigkeit, mit der das Atemgas appliziert wird. Je höher der Inspirationsflow eingestellt wird, desto schneller wird das gewünschte Atemhubvolumen bzw. die Belüftung der Lunge erreicht.
Abhängig vom eingesetzten Respirator bzw. der gewählten Beatmungsform können bestimmte **Inspirationsflowmuster** (-flowformen, -flowprofile) eingestellt werden bzw. ergeben sich aus dem eingestellten Beatmungsmodus.

Welche der folgenden Aussagen sind richtig?

1. Bei volumenkontrollierten Beatmungsmodis kann, je nach Respirator, zwischen den Flowprofilen Rechteckflow, Sinusflow, akzelerierendem oder dezelerierendem Flow gewählt werden.
2. Die Applikation eines druckkontrollierten Atemhubes geht indirekt mit einem dezelerierenden Flow einher.
3. Die Einstellung eines dezelerierenden Flows wird empfohlen.
4. Die Einstellung eines akzelerierenden Flows wird empfohlen.

8.5 Inspirationsflowmuster

Antwort **1, 2 und 3** sind richtig.

Ergänzung

- Ein *hoher Inspirationsflow* kann eine Erhöhung des Spitzendrucks zur Folge haben.
- Ist der *Inspirationsflow zu niedrig* eingestellt, kann das eingestellte Atemhubvolumen evtl. nicht in der vorgesehenen Zeit verabreicht werden.

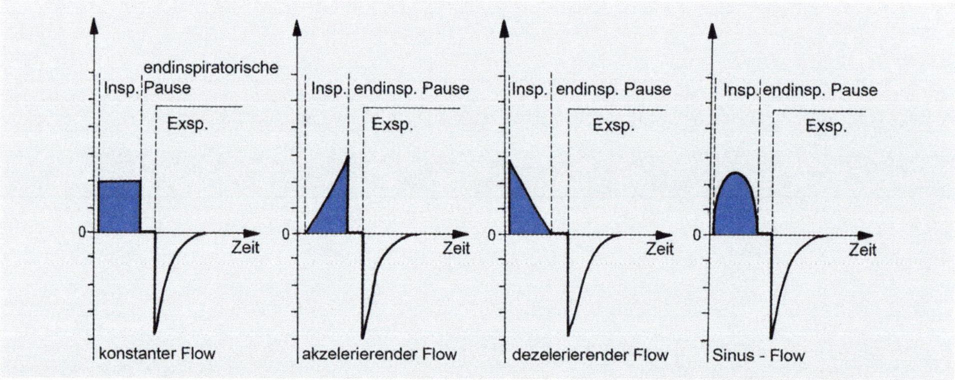

Abb. 8.2 Flowmuster.

8 Grundlagen der Beatmung

8.6 Beatmungsmodi

Der **Beatmungsmodus** (*Beatmungsform*) wird am Respirator eingestellt. Er bestimmt die
- einzustellenden Beatmungsparameter sowie die Freiheitsgrade (Beatmungsparameter, die sich aus den Einstellungen ergeben).
- Steuerung der Beatmung, d. h. den Mechanismus, der die In- bzw. Exspirationsphase einleitet.
- Interaktion zwischen Spontanatmung des Patienten und maschineller Beatmung.

Das *Beatmungsmuster* hingegen beschreibt den zeitlichen Verlauf von Druck, Flow und Volumen innerhalb des Atemzyklus mit entsprechender intrapulmonaler Gasverteilung.

Definieren Sie kurz die aufgeführten häufigsten Beatmungsmodi:

- **CMV**
- **SIMV**
- **PSV**
- **BIPAP**
- **PRVC**

8.6 Beatmungsmodi

- **CMV** (*continuous mandatory ventilation*): kontinuierliche, vollständig mechanische Ventilation. Die In-und Exspiration sind maschinell ausgelöst, gesteuert und begrenzt. Die Verabreichung des Atemhubvolumens kann volumen- oder druckkontrolliert erfolgen.
- **SIMV** (*synchronized intermittend mandatory ventilation*): ermöglicht Spontanatmung zwischen den maschinellen Atemhüben, die volumen- oder druckkontrolliert verabreicht werden können. Innerhalb eines fixen Erwartungszeitfensters kann der Patient den maschinellen Atemhub triggern (durch Einatembemühungen auslösen) und damit seinem eigenen Atemrhythmus anpassen (synchronisieren). Außerhalb des Erwartungszeitfensters kann der Patient spontan (mit oder ohne Respiratorunterstützung) atmen.
- **PSV** (*pressure support ventilation*, Synonyme *ASB* [assisted spontaneous breathing], *Druckunterstützung* [DU], *inspiratorischer Hilfsdruck*): Spontanatmungsform unter Voraussetzung eines weitgehend intakten Atemantriebes des Patienten.
- **BIPAP** (*biphasic positive airway pressure*): Beatmung mit zeitgesteuertem Wechsel zwischen zwei Druckniveaus. Auf beiden Druckniveaus ist Spontanatmung möglich (→ K 49).
- **PRVC** (*pressure regulated volume controlled*, Synonyme: Autoflow®, *IPPV-Autoflow®*, *adaptive pressure ventilation* [APV]): druckregulierte volumenkontrollierte Beatmung. Ein vorgegebenes Tidalvolumen wird mit geringstmöglichem Druckniveau verabreicht. Das Druckniveau wird nicht fix eingestellt, sondern aus den vorangegangenen Atemhüben berechnet.

8 Grundlagen der Beatmung

8.7 CPAP

CPAP (*continuous positive airway pressure*) ist eine Form der Spontanatmung, bei der der Atemwegsdruck kontinuierlich (während des gesamten Atemzyklus) im positiven Bereich liegt. Voraussetzung für den Einsatz von CPAP ist die erhaltene Spontanatmung und eine ausreichende Atemmechanik.
Atmet der Patient nicht mehr ausreichend spontan, besteht die **Gefahr einer Hypoventilation** bis hin zur Apnoe. Deshalb muss bei CPAP-Atmung am Respirator immer die **Back-up-Beatmung** (*Apnoeventilation*) adäquat eingestellt und aktiviert sein! Beim Einsatz spezieller CPAP-Geräte (verfügen oftmals nur über sehr eingeschränkte Überwachungsmöglichkeiten) kontinuierliche Überwachung des Patienten sicherstellen.

Erläutern Sie kurz das Funktionsprinzip und jeweils zwei Vor-und Nachteile der CPAP-Atmung.

8.7 CPAP

Funktionsprinzip:
Durch den positiven Atemwegsdruck während des gesamten Atemzyklus kommt es zur Erhöhung der funktionellen Residualkapazität (FRC, → K 11), zur Vergrößerung der Diffusionsfläche und zur Atelektasenprophylaxe. Der kontinuierliche positive Atemwegsdruck entspricht dem PEEP (→ K 44).
Zusätzlich kann eine Druckunterstützung (DU, Hilfsdruck, ASB, PS) oder ATC® (*automatic tube compensation*) am Respirator eingestellt werden. Bei der Kombination von CPAP und Druckunterstützung spricht man von CPAP-ASB oder CPAP-DU.
Vorteile:
- Spontanatmung bleibt erhalten
- Wenig bis keine Sedativa notwendig
- Erleichterung der Atemarbeit

Nachteile:
- Durch intrathorakale Druckerhöhung kommt es zur Komprimierung der Lungenkapillaren mit erhöhter Rechtsherzbelastung, Beeinträchtigung von Leber- und Nierenfunktion und Verminderung des venösen Rückstroms
- Gefahr der Lungenüberdehnung (Volu-/Barotrauma)

8 Grundlagen der Beatmung

8.8 BIPAP

Beim Beatmungsmodus **BIPAP** (*biphasic positive airway pressure*) findet in einstellbaren Zeitabständen ein Wechsel zwischen zwei Druckniveaus statt. Höhe und Dauer der Druckniveaus sind einstellbar. Auf beiden Druckniveaus ist Spontanatmung möglich.

Erläutern Sie das Funktionsprinzip und jeweils zwei Vor- und Nachteile der BIPAP-Beatmung.

8.8 BIPAP

Funktionsprinzip:
Durch den synchronisierten Wechsel zwischen den beiden Druckniveaus wird auch bei fehlender Spontanatmung die Ventilation sichergestellt: Beim Wechsel vom unteren auf das obere Druckniveau strömt Luft in die Lunge (entspricht Inspiration), beim Wechsel vom oberen auf das untere Druckniveau fließt Luft aus der Lunge.
Die Spontanatmung ist in jeder Phase der BIPAP-Beatmung möglich.
Wie auch beim CPAP-Modus kann zusätzlich eine Druckunterstützung (DU, Hilfsdruck, ASB, PS) oder ATC® (*Automatic Tube Compensation*) am Respirator eingestellt werden.

Vorteile:
- Erhalt der Spontanatemaktivität, dadurch Verringerung des Sedativabedarfs
- vereinigt druckkontrollierte Beatmung mit Spontanatmung auf beiden Druckniveaus in jeder Phase des Atemzyklus
- geringere Gefahr von Baro- bzw. Volutraumen
- kann bei vielen Patienten von Beginn der Beatmung bis zum Ende der Entwöhnung eingesetzt werden, d. h. ein Wechsel des Beatmungsmodus ist nicht erforderlich

Nachteile:
- relative Volumeninstabilität
- bei COPD Gefahr der dynamischen Überblähung unter Spontanatmung auf dem oberen Druckniveau

8 Grundlagen der Beatmung

8.9 Negative Auswirkungen der Beatmungstherapie

Die maschinelle Beatmungstherapie hat **negative Auswirkungen** nicht nur auf die Lunge, sondern auch auf andere Organe bzw. Organsysteme. Hauptursache dafür ist der unphysiologische intrathorakale Überdruck. Entsprechend sind die negativen Auswirkungen umso ausgeprägter, je höher der intrathorakale Druck ist.

Erläutern Sie kurz die negativen Auswirkungen der Beatmung auf die unten stehenden Organsysteme:

- **Lunge**
- **Gehirn**
- **Herz-Kreislauf-System**
- **Leber**
- **Nieren**

8.9 Negative Auswirkungen der Beatmungstherapie

- **Lunge**: Gefahr eines pulmonalen Baro- bzw. Volutraumas bzw. einer beatmungsassoziierten Pneumonie (Beatmungspneumonie), mukoziliäre Clearance ↓, Absorbtionsatelektasen durch zu hohe Sauerstoffkonzentration, Steigerung des pulmonalen Gefäßwiderstands
- **Gehirn**: Erhöhung des intrakraniellen Drucks bei gleichzeitiger Minderperfusion durch verminderten venösen Abfluss, zerebrale Vasodilatation durch permissive Hyperkapnie
- **Herz-Kreislauf-System**: venöser Rückstrom ↓, ZVD ↑, HZV ↓, arterieller Blutdruck ↓
- **Leber**: Minderperfusion durch Abnahme von HZV und arteriellem Blutdruck, verminderter venöser Abstrom aus der Leber durch intraabdominelle Druckerhöhung
- **Nieren**: Minderperfusion durch Abnahme von HZV und arteriellem Blutdruck, Stimulation des RAAS, vermehrte Sekretion von ADH, verminderte Urinausscheidung

Ergänzung

Weitere negative Auswirkungen der Beatmung sind die Verminderung der Durchblutung im Splanchnikusgebiet (Gefäßgebiet von Mesenterium, Pankreas, Milz und Leber) sowie eventuelle Schäden durch den Endotrachealtubus oder die Trachealkanüle.

8 Grundlagen der Beatmung

8.10 IRV, ATC und NIV

Welche der folgenden Aussagen zur IRV ist richtig?

1. Es kommt zur Ausbildung eines Extrinsic-PEEP, was am inspiratorischen Gesamtflow zu erkennen ist.
2. IRV bewirkt eine gleichmäßigere Verteilung und längere Kontaktzeit der Atemgase in der Lunge.

Welche der folgenden Aussagen zur ATC® ist richtig?

1. Die ATC® ist eine Druckunterstützung zur Überwindung tubusbedingter Strömungswiderstände.
2. Der Grad der Kompensation kann nicht eingestellt werden, sondern wird vom Respirator errechnet.

Erklären Sie, was mit der Abkürzung NIV gemeint ist, und benennen Sie jeweils zwei Indikationen und Kontraindikationen.

8.10 IRV, ATC und NIV

IRV: Antwort **2** ist richtig.

ATC®: Antwort **1** ist richtig.

Die **NIV** (*noninvasive ventilation, nichtinvasive Beatmung*) ist eine Beatmung ohne Endotrachealtubus oder Trachealkanüle. Das Atemgas wird dem Patienten bei NIV i.d.R. über eine dicht sitzende Maske (Nasen-, Mund oder Gesichtsmaske) verabreicht. Prinzipiell kann jeder Beatmungsmodus, der über einen Tubus oder eine Trachealkanüle appliziert werden kann, auch in nichtinvasiver Form angewendet werden.

- *Indikationen*: Akute respiratorische Insuffizienz, Hypoventilation, Pneumonie, Atelektasen, COPD
- *Kontraindikationen*: Schutzreflexe nicht vorhanden, somnolente Bewusstseinszustände, unkooperativer Patient, hämodynamische Instabilität, nicht vorhandener Atemantrieb

9 ARDS

9.1 Diagnostik und Kriterien

Das **ARDS** (*acute/adult respiratory distress syndrome, akutes Lungenversagen, Schocklunge, Atemnotsyndrom des Erwachsenen*) ist eine entzündliche Reaktion des Lungengewebes auf pulmonale oder extrapulmonale Reize (Erkrankungen oder Verletzungen) mit schwerem progressiven Verlauf. Da ein akutes Lungenversagen immer die Komplikation prädisponierender Erkrankungen darstellt, ist es kein primär eigenständiges Krankheitsbild.
Nach Gattinoni gibt es beim ARDS in der Lunge **drei Zonen**, die nebeneinander existieren können:

- *Zone H* („healthy"), d. h. gesunde Lungenareale mit normaler Compliance und FRC sowie normalem Ventilations-Perfusionsverhältnis
- *Zone R* („recruitable"), d. h. Lungenareale mit Atelektasen, die durch Erhöhung des Atemzugvolumens und/oder PEEP eröffnet und damit wieder für den Gasaustausch genutzt werden können (rekrutierbare Lungenareale)
- *Zone D* („diseased"), d. h. zerstörte Lungenareale, die nicht mehr am Gasaustausch teilnehmen können

Nennen Sie vier Möglichkeiten der Diagnostik und vier Diagnosekriterien.

9.1 Diagnostik und Kriterien

Diagnostik:

- Anamnese
- BGA
- Röntgen-Thorax/CT-Thorax (interstitielles Lungenödem, weiße Lunge, Infiltrate)
- Messung des pulmonalkapillären Verschlussdrucks zum Ausschluss eines kardialen Lungenödems

Kriterien:

- akuter Krankheitsbeginn
- Oxygenierungsindex (*Horrowitz-Index*, $p_aO_2 \div FiO_2$) ≤ 200 mmHg unabhängig vom PEEP oder p_aO_2 < 75 mmHg bei FiO_2 > 0,5 und PEEP > 5 mbar
- bilaterale diffuse Verschattungen im Röntgen-Thorax/CT-Thorax
- kein Hinweis auf kardial bedingtes Lungenödem: PCWP ≤ 18 mmHg

9 ARDS

9.2 Pathophysiologie

Beim ARDS löst eine schädigende Ursache (Erkrankung oder Verletzung) bestimmte Veränderungen in der Lunge aus.

Ergänzen Sie die folgende Grafik mit den darunter aufgeführten Begriffen.

Trauma, Schock, Aspiration, systemische inflammatorische Antwort, Bildung von Mediatoren, gesteigerte Gefäßpermeabilität, Mikrothrombosierung, Lungenödem, Atelektasen, pulmonale Infiltrate

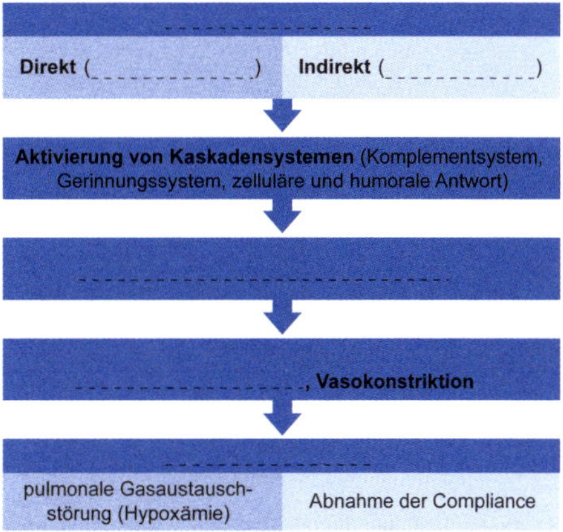

Abb. 9.1a Pathogenese des ARDS. [V492]

9.2 Pathophysiologie

Ergänzung

Der Verlauf des ARDS lässt sich in **zwei Phasen** gliedern:

1. **Exsudative Phase**: Kapillarleck durch Schädigung des Lungenendothels mit interstitiellem Lungenödem. Durch Bildung von alveolären Ödemen → Rechts-Links-Shunt ↑ → Hypoxie
2. **Proliferative Phase**: Durch die Entzündungsreaktion entstehen hyaline Membranen → Verlegung der Alveolarmembranen. Es kommt zur Ausbildung von Mikrothromben → fibrotischer Umbau der Membranen → Compliance ↓

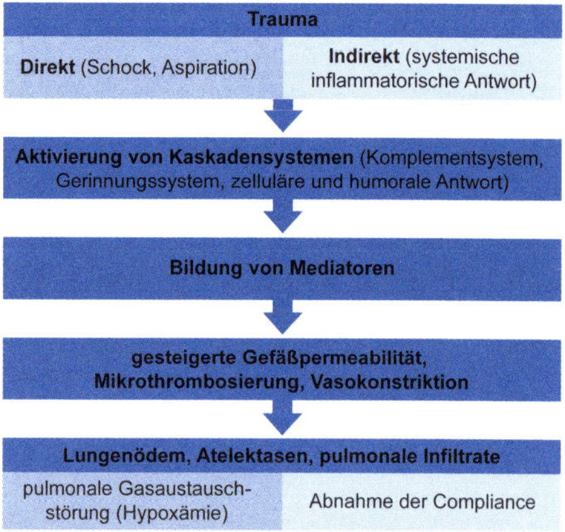

Abb. 9.1b Pathogenese des ARDS. [V492]

9 ARDS

9.3 Therapie

Die **Therapie eines ARDS** wird durch die Symptomatik bestimmt und ist bestrebt, die auslösenden Faktoren auszuschalten bzw. zu minimieren. Im Mittelpunkt stehen die Verbesserung des pulmonalen Gasaustausches und die Optimierung des Flüssigkeitshaushalts (Negativbilanzierung). Außerdem sind adäquate Lagerungs- und Beatmungstherapien von großer Bedeutung.

Erläutern Sie kurz die „wichtigsten Säulen" der ARDS-Therapie.

9.3 Therapie

Flüssigkeitshaushalt: Ausgeglichene bis leicht negative Bilanzierungen werden angestrebt, um dem bestehenden Lungenödem entgegenzuwirken oder eine Ödemzunahme zu vermeiden. Der Einsatz von extrakorporalen Nierenersatzverfahren kann in Erwägung gezogen werden.
Lagerungstherapie: Seitenlagerungen, 135°-Lagerung, Bauchlagerung sowie ggf. der Einsatz von Betten zur speziellen kinetischen Therapie (z. B. Rotorest®) dienen der Verbesserung der Sekretmobilisation, des Ventilations-Perfusionsverhältnisses und der Optimierung der dorsobasalen Lungenbelüftung.
Pulmonaler Gasaustausch/Beatmung: Hierbei stehen eine *lungenprotektive Beatmung* und das *Open-Lung-Konzept* im Vordergrund (→ K 55).

Ergänzung

Weitere Ansätze zur ARDS-Therapie sind:

- *Surfactantsubstitution*: Senkt die Oberflächenspannung der Alveolen und erhöht die Compliance der Lunge
- *Stickstoffmonoxid* (*NO*): Inhalative Applikation, wirkt broncho- und vasodilatativ
- *Liquid-Ventilation*: Beatmung der teilweise mit sauerstofftragender Flüssigkeit (Perfluorcarbon) gefüllten Lunge

9 ARDS

9.4 Beatmung bei ARDS

Die **lungenprotektive Beatmung** ist eine Beatmung mit möglichst geringem Inspirationsdruck und ausreichend hohem PEEP. Ziel ist die Vermeidung weiterer beatmungsbedingter Lungenschädigungen.
Zur Ermittlung des bestmöglichen PEEP wird der *lower inflection point* und zur Bestimmung des Inspirationsdrucks der *upper inflection point* auf der Druck-Volumen-Kurve ermittelt.

Erläutern Sie die Beatmungsstrategie bei ARDS.

9.4 Beatmung bei ARDS

Prinzipiell gilt für die Beatmungstherapie bei ARDS:

- druckkontrollierte Beatmung
- niedriges Atemhubvolumen
- hoher PEEP
- kleine Beatmungsdruckamplitude
- hohe Beatmungsfrequenz

Empfohlene Einstellungen:

- druckkontrollierte Beatmungsformen (PCV, BIPAP)
- Druckbegrenzung bei 35 mbar
- Inspirationsdruck $<$ 30 mbar (etwas *unterhalb* des *upper inflection point*)
- Beatmungsmitteldruck 20–25 mbar
- PEEP 5–15 mbar (etwas *oberhalb* des *lower inflection point*)
- niedrige Atemzugvolumina: 5–6 ml/kg des idealen KG
- hohe Beatmungsfrequenzen: 20–25/Min.
- Vermeidung hoher inspiratorischer Sauerstoffkonzentrationen ($\leq$ 60 % FiO_2)
- permissive Hyperkapnie (Toleranz von p_aCO_2 Werten $>$ 45 mmHg)
- evtl. IRV-Beatmung (→ K 44)

Das **Open-Lung-Konzept** (nach Lachmann) ist ein Rekrutiermanöver zum Wiedereröffnen und Offenhalten von atelektatischen Lungenkompartimenten (**„open the lung and keep it open“**).

9 ARDS

9.5 Extrakorporale Lungenersatzverfahren

Ergänzen Sie die folgende Textpassage mit den unten stehenden Begriffen.

Bei der **ECMO** (*extracorporeal membrane oxygenation*) wird das Blut des Patienten durch die extrakorporal gelegene ____________ gepumpt. Dort erfolgt die __________ des Blutes sowie ggf. die __________. Die Zugangswege können entweder __________ oder __________ angelegt werden. Ein veno-arterieller Zugang ist nur bei Patienten mit kardiogenem Schock oder ausgeprägter Herzinsuffizienz indiziert. Häufig werden Femoral- und Jugulargefäße punktiert. Bei der ECMO kann der Gasaustausch vollständig extrakorporal erfolgen.

Die **PECLA** (*pumpless extracorporeal lung assist*) ist ein Verfahren zur Unterstützung der unzureichenden Lungenfunktion. Der Gasaustausch findet teilweise in einer extrakorporalen Membranlunge statt, die zwischen einem arteriellen und einem venösen Zugang platziert ist. Das __________ zwischen Arterie und Vene ermöglicht ein __________ Verfahren. Der Blutfluss durch die Membran ist abhängig von der Höhe des arteriellen Blutdrucks.

Druckgefälle, Membranlunge, veno-venös, Elimination des Kohlendioxids, veno-arteriell, pumpenloses, Oxygenierung

9.5 Extrakorporale Lungenersatzverfahren

Bei der **ECMO** (*extracorporeal membrane oxygenation*) wird das Blut des Patienten durch die extrakorporal gelegene Membranlunge gepumpt. Dort erfolgt die Oxygenierung des Blutes sowie ggf. die Elimination des Kohlendioxids. Die Zugangswege können entweder veno-venös oder veno-arteriell angelegt werden. Ein veno-arterieller Zugang ist nur bei Patienten mit kardiogenem Schock oder ausgeprägter Herzinsuffizienz indiziert. Häufig werden Femoral- und Jugulargefäße punktiert. Bei der ECMO kann der Gasaustausch vollständig extrakorporal erfolgen.
Die **PECLA** (*pumpless extracorporeal lung assist*) ist ein Verfahren zur Unterstützung der unzureichenden Lungenfunktion. Der Gasaustausch findet teilweise in einer extrakorporalen Membranlunge statt, die zwischen einem arteriellen und einem venösen Zugang platziert ist. Das Druckgefälle zwischen Arterie und Vene ermöglicht ein pumpenloses Verfahren. Der Blutfluss durch die Membran ist abhängig von der Höhe des arteriellen Blutdrucks.

10 Sepsis

10.1 Schweregrade der Sepsis und SIRS

Eine **Sepsis** ist eine komplexe systemische Entzündungsreaktion des Organismus auf pathogene Keime bzw. deren Toxine, die aus einem Infektionsherd in die Blutbahn gelangen. In der Folge kommt es zu lebensbedrohlichen Störungen der Vitalfunktionen bis hin zum Organversagen. Die Sepsis zählt zu den häufigsten Todesursachen in Deutschland.
Auf Basis der SIRS werden die Schweregrade *Sepsis*, *schwere Sepsis* und *septischer Schock* unterschieden.

Definieren Sie die Begriffe SIRS, Sepsis, schwere Sepsis und septischer Schock.

10.1 Schweregrade der Sepsis und SIRS

SIRS (*systemic inflammatory response syndrome*): systemische Entzündungsreaktion des Körpers *ohne* Nachweis einer Infektion mit mindestens zwei der folgenden *SIRS-Kriterien*: Hyperthermie ≥ 38,0 °C oder Hypothermie ≤ 36,0 °C; Tachykardie ≥ 90/Min.; Tachypnoe (AF ≥ 20/Min.) oder Hyperventilation p_aCO_2 ≤ 33 mmHg; Leukozytose ≥ 12.000/µl oder Leukopenie ≤ 4.000/µl oder ≥ 10 % unreife neutrophile Leukozyten

Sepsis: Nachgewiesene oder starker Verdacht auf eine Infektion *plus* mindestens zwei SIRS-Kriterien.

Schwere Sepsis: Sepsis mit mindestens einer *Organdysfunktion*:

- *akutes Nierenversagen* (Diurese ≤ 0,5 ml/kg KG/Std. für mind. zwei Stunden trotz Volumensubstitution und/oder Kreatinin › 2 × oberer Referenzbereich)
- *arterielle Hypoxämie* (p_aO_2 ≤ 75 mmHg [Raumluft] oder $DAaO_2$ ≤ 250 mmHg bei Sauerstoffgabe [→ K 33])
- *akute Enzephalopathie* (eingeschränkte Vigilanz, Desorientiertheit, Unruhe, Delirium)
- relative oder absolute *Thrombozytopenie* (Thrombozytenabfall › 30 % in 24 Std. oder Thrombozytenzahl ≤ 100.000/µl)
- *metabolische Azidose* (BE ≤ -5 mmol/l oder Laktatkonzentration ≥ 1,5 × Referenzbereich)

Septischer Schock: schwere Sepsis und Hypotonie für mindestens eine Stunde (syst. art. Blutdruck ≤ 90 mmHg bzw. mittlerer art. Blutdruck ≤ 65 mmHg oder Vasopressoreinsatz, um systolischen bzw. mittleren art. Blutdruck über den angegebenen Werten zu halten).

10 Sepsis

10.2 Pathophysiologie

Eine Sepsis ist bedingt durch die **Invasion von pathogenen Keimen** und deren toxischen Produkte in das Blut und das Gewebe. Diese Invasion kann einmalig, intermittierend oder kontinuierlich erfolgen. Häufigste Ausgangsherde sind Infektionen der Lunge oder des Urogenitaltrakts sowie Katheterinfektionen. Darüber hinaus können Bakterien über eine ischämisch geschädigte Darmwand in die Blutbahn gelangen. Die häufigsten Erreger sind Staphylococcus aureus, Pseudomonas aeroginosa und Enterobakterien. Entscheidend ist die Immunabwehr des Organismus.

Beschreiben Sie kurz die Pathophysiologie der Sepsis.

10.2 Pathophysiologie

Invasion von pathogenen Keimen und Toxinen → Mediatorenfreisetzung (Tumornekrosefaktor-α[TNF-α], Interleukine, Endothelin, Elastase) → Aktivierung des Komplement-, Gerinnungs-Fibrinolyse- sowie des Kallikrein-Kinin-Systems → Schäden an Endothel- und Gewebezellen (capillary leak) mit nachfolgender Organdysfunktion bis hin zum Multiorganversagen (MOV).

10 Sepsis

10.3 Sauerstoffverwertungs- und -angebotsstörung

Der wichtigste schädigende Einfluss im pathopysiologischen Geschehen einer Sepsis ist die **Durchblutungsstörung im Bereich der Mikrozirkulation**, die zu einer ungenügenden Sauerstoffversorgung der Gewebe führt.

Ergänzen Sie folgende Textpassage mit den unten aufgeführten Begriffen.

Im Rahmen einer Sepsis kommt es, bedingt durch __________ in der Peripherie, zu __________, die zur Störung der zellulären __________ führen (Rechtsverschiebung der Sauerstoffdissoziationskurve, → K 37 und → K 38). Parallel dazu entsteht durch ein erniedrigtes HZV und eine ungenügende Anzahl von Sauerstoffträgern (Hämoglobin) eine __________. Durch den sinkenden peripheren Gefäßwiderstand und die septische Kardiomyopathie entstehen __________. Diese werden durch das __________ und die __________ begünstigt.

Makrozirkulationsstörungen, capillary leak, Sauerstoffangebotsstörung, Mikrothromben, Sauerstoffverwertungsstörungen, Shuntperfusion, Sauerstoffaufnahme

10.3 Sauerstoffverwertungs- und -angebotsstörung

Im Rahmen einer Sepsis kommt es, bedingt durch Mikrothromben in der Peripherie, zu Sauerstoffverwertungsstörungen, die zur Störung der zellulären Sauerstoffaufnahme führen (Rechtsverschiebung der Sauerstoffdissoziationskurve, → K 37 und → K 38). Parallel dazu entsteht durch ein erniedrigtes HZV und eine ungenügende Anzahl von Sauerstoffträgern (Hämoglobin) eine Sauerstoffangebotsstörung. Durch den sinkenden peripheren Gefäßwiderstand und die septische Kardiomyopathie entstehen Makrozirkulationsstörungen. Diese werden durch das capillary leak und die Shuntperfusion begünstigt.

10 Sepsis

10.4 Hyper- und hypodyname Phase

Der Verlauf einer Sepsis gliedert sich in **zwei Phasen** mit jeweils charakteristischen Veränderungen einzelner Organfunktionen: Die **hyperdyname Phase** (*Frühpase*) unmittelbar nach Erkrankungsbeginn dauert nur kurz und geht in eine **hypodyname Phase** (*Folge-* oder *Spätphase*) über.
Die Freisetzung von Mediatoren bewirkt eine Vasodilatation mit Steigerung der Herzfrequenz und des HZV → *hyperdyname Phase.*
Durch die gestörte Mikrozirkulation mit Bildung von Mikrothromben erhöht sich der periphere Gefäßwiderstand und das HZV sinkt → *hypodyname Phase.*

Beschreiben Sie kurz die Kennzeichen der hyper- und hypodynamen Phase einer Sepsis.

10.4 Hyper- und hypodyname Phase

Hyperdyname Phase (Frühphase):

- erniedrigter peripherer Gefäßwiderstand
- Herzfrequenz und HZV sind erhöht
- Blutdruck normal oder minimal erniedrigt
- erhöhter Sauerstoffverbrauch
- Hyperglykämie
- Hypermetabolismus
- Haut rosig, warm und trocken

Hypodyname Phase (Spätphase):

- erhöhter peripherer Gefäßwiderstand
- Blutdruckabfall
- HZV erniedrigt
- reduzierter Sauerstoffverbrauch
- Haut blass, feucht und kühl

10 Sepsis

10.5 Therapie

Zu den **Säulen der Sepsistherapie** gehören der *Erregernachweis* durch Blutkulturen, die *Antibiotikatherapie* (zunächst kalkulierte, die nach dem Antibiogramm dann ggf. umgesetzt wird), *Identifizierung und Sanierung des Sepsisherds* (ggf. chirurgische Intervention), adäquate *Volumentherapie* und *hämodynamische Stabilisierung*.
Der frühzeitige Beginn einer adäquaten Therapie ist bei der Sepsis entscheidend für das Überleben des Patienten.

Welche der folgenden Aussagen sind richtig?

1. Die Gabe von 1.000–1.500 ml kolloidaler Lösungen in den ersten sechs Stunden wird empfohlen.
2. Bei einem Hämatokrit von ‹ 30 % wird empfohlen, die zentralvenöse Sättigung durch Gabe von Volumen, Dobutamin und Erythrozytenkonzentraten auf › 70 % zu halten.
3. Vasopressor der ersten Wahl ist Adrenalin.
4. Bei Patienten mit linksventrikulärer Pumpfunktionsstörung kann eine Therapie mit Levosimendan (Simdax®) erwogen werden.

10.5 Therapie

Antwort **2 und 4** sind richtig.

Ergänzung

Die **Volumengabe** ist gemäß den aktuellen Sepsisleitlinien die Therapie der ersten Wahl. Bei Patienten mit vermuteter Hypovolämie sollten initial 500–1.000 ml kristalline oder 300–500 ml kolloidale Infusionslösung über 30 Min. verabreicht werden. In der Regel ist der Volumenbedarf deutlich höher. Eine Wiederholung der Volumengabe richtet sich nach der Wirkung (Blutdruckanstieg, Diurese, steigende zentralvenöse Sättigung).

11 Internistische Schwerpunkte

11.1 Herzrhythmusstörungen

Herzrhythmusstörungen sind Störungen der *Herzfrequenz* (Bradykardie oder Tachykardie) und/oder der *Regelmäßigkeit der Herzaktionen* (Arrhythmie). Ursache dafür sind Störungen der Erregungsbildung oder -weiterleitung (Reizleitungssystem des Herzens → K 5).
Manche Herzrhythmusstörungen sind lebensbedrohlich. Die Therapie erfolgt abhängig von den Vorerkrankungen des Patienten, der Art der Herzrhythmusstörung und der Symptomatik.
Bradykarde Herzrhythmusstörungen sind Rhythmusstörungen mit Herzfrequenzen ‹ 60 Kammerkontraktionen/Min. Bei **tachykarden Herzrhythmusstörungen** liegt die Herzfrequenz › 100 Kammerkontraktionen/Min.

Nennen Sie jeweils zwei Herzrhythmusstörungen, die folgenden Entstehungsorten entspringen:

1. **Vorhof**
2. **AV-Überleitung**
3. **Ventrikel (Herzkammer)**

11.1 Herzrhythmusstörungen

1. **Vorhof**: supraventrikuläre Extrasystolen, Vorhofflimmern, Vorhofflattern, Sinustachykardie, Sinusbradykardie, sinuatrialer Block, Sick-Sinus-Syndrom
2. **AV-Überleitung**: WPW-Syndrom, AV-Blockierungen Grad I–III
3. **Ventrikel (Herzkammer)**: ventrikuläre Tachykardie, Kammerflattern, Kammerflimmern, Torsarde de pointes, elektromechanische Entkopplung

Ergänzung

Extrasystolen (**ES**) sind Herzschläge, die außerhalb des regelmäßigen Grundrhythmus auftreten. Sie werden unterschieden abhängig vom:

- Entstehungsort
  - *supraventrikuläre Extrasystolen* (SVES), deren Erregungszentrum oberhalb des HIS-Bündels liegt (AV-Knoten oder Vorhofmyokard)
  - *ventrikuläre Extrasystolen* (VES), die aus dem Kammermyokard entspringen
- Häufigkeit ihres Auftretens
  - *Trigeminus* (jeder dritte Herzschlag ist eine VES)
  - *Bigeminus* (jeder zweite Herzschlag ist eine VES)
  - *Couplet* (zwei VES direkt hintereinander)
  - *Triplet* (drei VES direkt hintereinander)
  - *Ventrikuläre Tachykardie* (mehr als drei VES direkt hintereinander)

11 Internistische Schwerpunkte

11.2 AV-Block

Beim **AV-Block** (*atrioventrikulärer Block*) ist die Erregungsüberleitung von den Vorhöfen zu den Kammern verzögert bzw. unterbrochen. Abhängig vom Ausmaß der Störung unterteilt in Grad I–III. Häufige Ursachen sind primäre Herzerkrankungen, Arzneimittelüberdosierungen (insbesondere Herzglykoside und Betablocker) oder eine Hyperkaliämie.
Leichtere Formen des AV-Blocks können asymptomatisch sein, schwerere Formen führen zu einer Bradykardie.

Erläutern Sie kurz die Merkmale der AV-Blöcke I–III.

11.2 AV-Block

AV-Block I. Grades: Kontinuierliche Verlängerung der P-Q-Zeit › 200 msec. mit schmalen QRS-Komplexen, ggf. Verschmelzung von P- und T-Welle. In der Regel keine Therapie erforderlich.
AV-Block II. Grades: Vorhofaktionen werden intermittierend nicht zu den Kammern übergeleitet. Unterschieden in zwei Typen:

- *Typ Mobitz I* (*Wenckebach, Wenckebachperiodik*): zunehmende Verlängerung des PQ-Intervalls bis zum Ausfall eines QRS-Komplexes (QRS-Komplexe sonst normal). Therapie nur bei Symptomatik.
- *Typ Mobitz II*: konstantes PQ-Intervall mit regelmäßigem Ausbleiben von Überleitungen des Vorhofs auf die Kammer, d. h. es wird z. B. nur jede zweite oder dritte Aktion übergeleitet (2:1- bzw. 3:1-Überleitung). Fast immer eine Schrittmacherindikation!

AV-Block III. Grades: kompletter Ausfall der Überleitung zwischen Vorhof und Kammern, d. h. Vorhof und Kammern schlagen unabhängig voneinander (Vorhof-Kammer-Dissoziation, AV-Dissoziation), verbreiterte oder schmale QRS-Komplexe mit oder ohne Ersatzrhythmus. Gefahr einer Herzinsuffizienz und zerebraler Durchblutungsstörung mit Synkopen (*Adam-Stokes-Anfall*). Immer Schrittmacherindikation! Meist Notfallsituation!

11 Internistische Schwerpunkte

11.3 Tachykarde Herzrhythmusstörungen

Tachykarde Herzrhythmusstörungen sind Rhythmusstörungen mit Herzfrequenzen › 100 Kammerkontraktionen/Min. Dabei wird mit steigender Herzfrequenz immer weniger Blutvolumen in das Kreislaufsystem ausgeworfen. Dies geschieht wegen mangelnder Füllungs- und Erholungszeit des Herzens bzw. weil die Herzkontraktionen zu schwach und unkoordiniert sind.

Welche der folgenden Aussagen sind richtig?

1. Die Sinusknotentachykardie ist gekennzeichnet durch einen regelmäßigen Herzschlag mit einer Frequenz von 100–160/Min.
2. Das Vorhofflimmern wird optional mit Verapamil und Digitalis behandelt.
3. Zu den ventrikulären Tachykardien gehören das Kammerflattern und das Kammerflimmern.
4. Beim Vorhofflattern findet oft eine 2:1- bzw. 3:1-Überleitung statt.

11.3 Tachykarde Herzrhythmusstörungen

Antworten **1, 2, 3 und 4** sind richtig.

Ergänzung

Zu den tachykarden Herzrhythmusstörungen gehören:

- *Sinusknotentachykardie*: ausgehend vom Sinusknoten, HF 100–160/Min., regelmäßig
- *Paroxysmale supraventrikuläre Tachykardie*: Erregungen gehen von den Vorhöfen aus und werden auf die Kammern übergeleitet, HF meist um 160–200/Min.
- *Vorhofflattern*: 250–350 Vorhofkontraktionen/Min., oft 2:1- bzw. 3:1-Überleitung, ventrikuläre HF meist um 125–150/Min.
- *Vorhofflimmern*: 350–600 Vorhofkontraktionen/Min. mit unregelmäßiger Kammerüberleitung.
- *Kammerflattern*: Kammerfrequenz 250–300/Min.
- *Kammerflimmern*: Kammerfrequenz › 300/Min.

11 Internistische Schwerpunkte

11.4 Akutes Koronarsyndrom und Herzinfarkt

Das **akute Koronarsyndrom** (*acute coronary syndrome*, **ACS**) ist in erster Linie eine Primärdiagnose (Arbeitsdiagnose, Anfangsverdacht) bei noch unklarer, akuter und länger als 20 Minuten andauernden Herz-Symptomatik (v. a. Thoraxschmerzen, Dyspnoe, Kreislaufschwäche bis hin zum Schock). Das ACS umfasst *instabile Angina pectoris, Nicht-ST-Hebungsinfarkt* (non-ST-elevated myocardial infarction, kurz NSTEMI) sowie *ST-Hebungsinfarkt* (ST-elevated myocardial infarction, kurz STEMI). Hauptursache für ein ACS ist i. d. R. die Minderperfusion des Myokards, bedingt durch (Plaques-)Stenosen oder Thromben.

Welche der folgenden Aussagen sind richtig?

1. Die Therapie umfasst die Sicherstellung einer ausreichenden Sauerstoffversorgung, Verbesserung der koronaren Perfusion (Nitrolingual Gabe), Schmerzbekämpfung (Morphinpräparate) und Vermeidung weiterer Thromben (Acetylsalicylsäure und i. v.-Heparine).
2. Bei Stentimplantationen und ACS sind ADP-Rezeptorantagonisten indiziert.
3. Alternativ zur direkten Katheterintervention kann beim STEMI eine Fibrinolyse durchgeführt werden.
4. Glukoprotein IIb/IIIa-Rezeptorantagonisten verhindern eine Fibrinosierung der Thrombozyten. Diese Präparate werden in der Regel mit ASS und ggf. Heparinen kombiniert.

11.4 Akutes Koronarsyndrom und Herzinfarkt

Antwort **1, 2, 3 und 4** sind richtig.

Ergänzung

Biochemische Marker (*Biomarker*) dienen der Differentialdiagnostik beim ACS. Der wichtigste Biomarker hierbei ist das **Troponin** (Troponin T und Troponin I). Troponin ist bei einem STEMI ab etwa drei Stunden nach Erkrankungsbeginn deutlich erhöht. Beim NSTEMI ist der Wert nur geringfügig, bei der instabilen Angina pectoris gar nicht erhöht.

Weitere Biomarker sind das Myoglobin (nicht herzmuskelspezifisch, erhöht nach 2–3 Stunden) und Kreatinin-Kinase-MB (spezifisch, erhöht nach 4–8 Stunden).

Nicht ausschließlich verwendet werden sollten Gesamt-CK, Laktat-Dehydrogenase (LDH) und Aspartataminotransferase (ASAT), da zu unspezifisch!

Ein herzspezifischer Biomarker der neueren Generation ist die Glycogenphosphorylase BB (GPBB) zur Früherkennung.

11 Internistische Schwerpunkte

11.5 Hämostase und Fibrinolyse

Ergänzen Sie folgende Textpassage mit den unten aufgeführten Begriffen.

Exogenes System (**Quick**): Eine Gewebeläsion führt zur Freisetzung des __________ (Faktor III, *Tissue-Faktor*). Dieser startet die plasmatische- und Plättchengerinnung. Faktor III aktiviert Faktor VII bzw. VIIa, welcher durch Phospholipide und Kalziumionen den Faktor X bzw. Xa aktiviert. An dieser Stelle trifft das exogene System auf das endogene System.
Endogenes System (**PTT**): Gelangen Fremdkörper/Krankheitserreger in den Blutkreislauf oder wird das Gefäßendothel verletzt, wird Faktor __________ (Hagemann-Faktor) bzw. XIIa aktiviert. Daraus resultiert die Aktivierung der Faktoren XI (Rosenthal-Faktor) bzw. XIa. Durch Einsatz von __________ wird Faktor IX (Christmas-Faktor) bzw. IXa freigesetzt, wodurch es zur Aktivierung von Faktoren __________ kommt. Diese aktivieren Faktor X (Stuart-Prower-Faktor) zu Xa (*Schnittstelle der Systeme*!). Durch den Einfluss von Kalziumionen, Faktor V bzw. Va und Phospholipiden kommt es zur Aktivierung einer gemeinsamen Endstrecke: __________ (II) wird zu Thrombin (IIa) und durch die Faktoren XIII bzw. XIIIa wird aus __________ (I) Fibrin. Es entsteht ein Blutgerinnsel.

Kalziumionen, Gewebsthromboplastins, XII, Prothrombin, VIII bzw. VIIIa, Fibrinogen

11.5 Hämostase und Fibrinolyse

Exogenes System (**Quick**): Eine Gewebeläsion führt zur Freisetzung des Gewebsthromboplastins (Faktor III, *Tissue-Faktor*). Dieser startet die plasmatische- und Plättchengerinnung. Faktor III aktiviert Faktor VII bzw. VIIa, welcher durch Phospholipide und Kalziumionen den Faktor X bzw. Xa aktiviert. An dieser Stelle trifft das exogene System auf das endogene System.
Endogenes System (**PTT**): Gelangen Fremdkörper/Krankheitserreger in den Blutkreislauf oder wird das Gefäßendothel verletzt, wird Faktor XII (Hagemann-Faktor) bzw. XIIa aktiviert. Daraus resultiert die Aktivierung der Faktoren XI (Rosenthal-Faktor) bzw. XIa. Durch Einsatz von Kalziumionen wird Faktor IX (Christmas-Faktor) bzw. IXa freigesetzt, wodurch es zur Aktivierung von Faktoren VIII bzw. VIIIa kommt. Diese aktivieren Faktor X (Stuart-Prower-Faktor) zu Xa *(Schnittstelle der Systeme*!). Durch den Einfluss von Kalziumionen, Faktor V bzw. Va und Phospholipiden kommt es zur Aktivierung einer gemeinsamen Endstrecke: Prothrombin (II) wird zu Thrombin (IIa) und durch die Faktoren XIII bzw. XIIIa wird aus Fibrinogen (I) Fibrin. Es entsteht ein Blutgerinnsel.

11 Internistische Schwerpunkte

11.6 Lungenembolie

Die **Lungenembolie** entsteht durch den Verschluss einer oder mehrerer Lungenarterien, meist durch einen Thrombus oder multiple Thromben aus den unteren Extremitäten. Auch Fette, Fruchtwasser oder Luft können dieses Krankheitsbild hervorrufen. Die Größe des nicht mehr durchbluteten Lungenareals wird durch die Größe des Thrombus bestimmt. Unter Umständen können die Gefäße beider Lungenflügel betroffen sein. Die Lungenembolie gehört zu den häufigsten übersehenen und/oder falsch diagnostizierten Todesursachen. Sie ist neben dem Herzinfarkt und dem Schlaganfall die dritthäufigste letale Herz-Kreislauf-Erkrankung.

Nennen Sie zu den aufgeführten Therapiezielen die entsprechenden Behandlungsstrategien.

1. **Hämodynamische Stabilisierung**
2. **Beseitigung der Hypoxie**
3. **Rekanalisation der Pulmonalgefäße**

11.6 Lungenembolie

1. **Hämodynamische Stabilisierung**: Noradrenalin (z. B. Arterenol®) zur Stabilisierung des mittleren arteriellen Blutdrucks und Adrenalin (z. B. Suprarenin®) zur Steigerung der Herzmuskelkontraktilität (Inotropie). Noradrenalin ist das Katecholamin der Wahl, Vasodilatatoren sind kontraindiziert. Ggf. kardiopulmonale Reanimation (CPR).
2. **Beseitigung der Hypoxie**: Sauerstoffgabe, ggf. Intubation und Beatmung.
3. **Rekanalisation der Pulmonalgefäße**: Lysetherapie (rt-PA-Lyse, Actilyse; 10 mg als Bolus, dann 90 mg über 120 Min.) und/oder Vollheparinisierung (PTT-Verlängerung ca. 60–80 sec.). In seltenen Fällen Katheterfragmentierung oder operative Embolektomie.

Ergänzung

Symptome der Lungenembolie: Dyspnoe, Tachypnoe, Thoraxschmerz, Zyanose, Angst, Pleuraerguss, Unruhe, Fieber, Kreislaufinstabilität bis Rechtsherzversagen

Einteilung der Lungenembolie nach Schweregraden:

- *Grad I* (leicht): Verschluss peripherer Äste
- *Grad II* (submassiv): Verschluss von Segmentarterien
- *Grad III* (massiv): Verschluss von Lappenarterien (hohe Mortalität)
- *Grad IV* (fulminant): Verschluss der Hauptstammarterie (meist letal innerhalb von Minuten)

11 Internistische Schwerpunkte

11.7 Endokarditis

Die **Endokarditis** bezeichnet eine Entzündung der Herzinnenhaut (Endokard), welche die herznahen Arterien und Venen sowie die Herzklappen auskleidet bzw. bildet. Prädisponierende Faktoren sind: Diabetes mellitus, strukturelle Herzerkrankungen, i.v.-Drogenabusus, schlechter Zahnstatus und nosokomiale Infektionen. Die Endokarditis wird unterteilt in die akute bakterielle, subakute und die nicht-bakterielle Endokarditis.

Welche der folgenden Aussagen sind falsch?

1. Hauptauslösender Keim der Endokarditis ist der Pseudomonas aerogenosa.
2. Vegetationen in der Echokardiographie, Lungenstauung im Röntgen-Thorax und AV-Überleitungsstörungen im EKG können Befunde bei einer Endokarditis sein.
3. Hämorrhagie ist kein Zeichen einer Endokarditis.
4. Durch Verschleppung von Keimen und septische Schocksymptome (Sepsis) kann es zu einem akuten Organausfall kommen (z. B. Nieren- und/oder Lungenversagen).

11.7 Endokarditis

Antwort **1 und 3** sind falsch.

Ergänzung

Eine Endokarditis kann unbehandelt lebensgefährliche Folgen haben. Um Menschen mit einem hohen Endokarditis-Risiko (z. B. Träger von künstlichen Herzklappen oder Menschen mit bestimmten Herzfehlern) vor diesen Gefahren zu schützen, empfiehlt die Deutsche Gesellschaft für Kardiologie die prophylaktische Antibiotikagabe eine Stunde vor chirurgischen Interventionen (*Endokarditisprophylaxe*). Dies gilt insbesondere für Interventionen, bei denen vermehrt Bakterien in die Blutbahn gelangen können.

12 Chirurgische Schwerpunkte

12.1 Akutes Abdomen

Unter dem Begriff **akutes Abdomen** sind alle akut einsetzenden und rasch verlaufenden Erkrankungen des Abdomens zusammengefasst. Die Ursache kann intra- oder extraperitonealer Genese sein. Ein akutes Abdomen erfordert eine sofortige diagnostische Abklärung der genauen Ursache, um eine adäquate Soforttherapie einleiten zu können: **Akutes Abdomen = akutes Handeln**!

Nennen Sie häufige Ursachen (Erkrankungen) sowie die Leitsymptome des akuten Abdomens.

12.1 Akutes Abdomen

Häufige Ursachen für ein aktues Abdomen sind: akute Appendizitis, akute Cholezystitis, Ileus (→ K 30), Nierenkolik, perforiertes Magen- oder Duodenalulkus, akute Pankreatitis (→ K 70), Divertikulitis, eingeklemmte Hernie, rupturiertes Aortenaneurysma, Extrauteringravidität, Adnexitis, Peritonitis, Mesenterialinfarkt und Verletzungen der Bauchorgane.
Auch außerhalb des Bauchraums lokalisierte Erkrankungen können die Symptome eines akuten Abdomens verursachen, z. B. ein Herzinfarkt oder eine (basale) Pneumonie.
Leitsymptome des akuten Abdomens sind: akute einsetzende starke Bauchschmerzen, Abwehrspannung der Bauchdeckenmuskulatur, Veränderungen der Darmtätigkeit (Diarrhöen oder Obstipation), Fieber und ggf. Schocksymptomatik.

Ergänzung

Schmerzcharakteristika:

- Kolikartige Schmerzen → Obstruktion
- Schmerzen mit leichter bis mittlerer Intensität (diffus) → entzündliche Prozesse
- Heftige und plötzlich einsetzende Schmerzen → Perforation, Aortenaneurysma

Intraabdominelle Schmerzen können aufgrund der Verschaltung somatischer und viszeraler Efferenzen auf Rückenmarksebene auf entfernte Dermatome projiziert werden (*referred-pain* oder *Übertragungsschmerz*).

12 Chirurgische Schwerpunkte

12.2 Pankreatitis

Die **Pankreatitis** ist eine *akute* oder *chronische* (kontinuierlich oder in Schüben fortschreitende) Entzündung der Bauchspeicheldrüse.
Hauptursachen für eine akute Pankreatitis sind Gallensteine, die Gallen- und Pankreasgänge verlegen und somit zum Aufstau von Gallensaft (Cholestase) führen (biliäre Pankreatitis), sowie übermäßiger (chronischer) Alkoholkonsum. Dieser begünstigt eine Permeabilitätsstörung und ggf. Sklerosierung der Gallen- und Pankreaswege.
Bei chronischer Pankratitis ist häufig ein Alkoholabusus ursächlich. Seltene Ursachen sind z.B. Autoimmunerkrankungen, Medikamente (z.B. Diuretika, Zytostatika, Antibiotika), erhöhte Blutfette oder chronische Niereninsuffizienz.

Beschreiben Sie kurz die Therapie bei akuter bzw. chronischer Pankreatits.

12.2 Pankreatitis

Therapie der akuten Pankreatitis:

- *Volumen- und Elektrolytsubstitution*: ausreichende Substitution wegen massiver Flüssigkeitsverschiebung in den 3. Raum (Elektrolytverschiebung!)
- *Diät und strikte Alkoholkarenz*: i. d. R. zunächst Nahrungs- und Flüssigkeitskarenz und parenterale Ernährung. Dann möglichst früh (abhängig von der Situation des Patienten) Umstellung auf enterale Ernährung (ggf. über Duodenalsonde)
- *Schmerztherapie*: nichtsteroidale Antirheumatika (NSAR), morphinanaloge Analgetika (z. B. Prirtramid oder Pethidin) und/oder Anlage eines thorakalen Periduralkatheters
- *Antibiotika* bei nachgewiesenen Pankreasnekrosen oder biliärer Obstruktion
- *Endoskopische Intervention*: ERCP bei biliärer Genese mit Ikterus
- *Chirurgische Intervention* bei Pankreasabszessen oder -nekrosen mit Peritoneallavage
- *Stressulkusprophylaxe* mit H2-Antagonisten (z. B. Ranitidin) oder Protonenpumpenhemmern (z. B. Pantoprazol)
- *Intensivmedizinische Überwachung*

Therapie der chronischen Pankreatitis:

Schmerztherapie, Ulkusprophylaxe und endoskopische bzw. chirurgische Intervention wie bei akuter Pankreatitis → oben.

12 Chirurgische Schwerpunkte

12.3 Abdominelles Kompartment

Beim **abdominellen Kompartmentsyndrom** ist der Druck innerhalb der geschlossenen Bauchhöhle pathologisch erhöht. Dadurch sinkt die Durchblutung im Bauchraum, wodurch multiple funktionelle und strukturelle Organdysfunktionen entstehen können.
Mögliche Auswirkungen sind: Abnahme des Herzzeitvolumens, basale pulmonale Atelektasen, Oligo-/Anurie (→ K 19), hepatische und intestinale Minderperfusion.

Welche der folgenden Aussagen sind richtig?

1. Das primäre abdominelle Kompartmentsyndrom ist bedingt durch eine Akuterkrankung (z. B. bei Peritonitis, Ileus, Abdominal- oder Beckentrauma).
2. Monitoring der ersten Wahl ist eine standardisierte Messung des Blasendrucks.
3. Pathologische erhöhte Werte des Blasendrucks sind 0–7 mmHg.
4. Das sekundäre abdominelle Kompartmentsyndrom ist Folge eines Bauchdeckenverschlusses nach chirurgischen Interventionen (z. B. nach Ileus, Peritonitis, Bauchwandhernien).

12.3 Abdominelles Kompartment

Antwort **1, 2 und 3** ist richtig.

Ergänzung

Blasendruckwerte:

- Normalwert nicht operierter Patienten 0–7 cm H_2O
- Normalwert nach elektiven Laparotomien 5–12 cm H_2O
- kritischer Grenzbereich zwischen 15–25 cm H_2O
- sicher pathologisch sind Werte › 25 cm H_2O

Die Höhe der Symphyse stellt den Nullpunkt der Blasendruckmessung dar.

Therapie bei manifestem abdominellen Kompartmentsyndrom: Anlage eines druckentlastenden Laparostomas mit resorbierbarem Netz.

12 Chirurgische Schwerpunkte

12.4 Verbrennung/Verbrennungskrankheit

Eine **Verbrennung** ist eine Schädigung der Haut durch *thermische Einflüsse* (z. B. Hitze, Brände, Strom, radioaktive Strahlung), *chemische Einflüsse* (z. B. Säuren, Laugen, chemische Kampfstoffe, Lösungsmittel) oder *toxische Einflüsse* (z. B. Streptokokkentoxin). Abgegrenzt wird die *Verbrühung*, bei der das Gewebe durch heiße Flüssigkeiten geschädigt wird.
Bei größerflächigen Verbrennungen (› ca. 15 % der Körperoberfläche, kurz KOF) kann es zu systemischen Störungen wie Kreislaufschock oder SIRS (→ K 57) kommen, die einen Funktionsverlust primär nicht geschädigter Organe nach sich ziehen können (v. a. akutes Nierenversagen).
Entscheidend für die Therapie und Prognose sind die *Flächen- und Tiefenausdehnung* (Schweregrad) der Verbrennung.
Regeln zum Abschätzen der **Flächenausdehnung**:

- **Neuner-Regel** (nach Wallace): Die gesamte KOF ist in elf „9 %-Teile“gegliedert: Kopf und Arme (je 9 %), Körperstamm vorn und hinten (je 18 %), Beine (je 18 %)
- **1%-Regel**: Die Größe der Handinnenfläche des Patienten entspricht etwa 1% seiner KOF.

Frühestmögliches **chirurgisches Debridement** ist indiziert, da verbranntes Gewebe Entzündungsprozesse begünstigt/beschleunigt und somit das Risiko für SIRS und Sepsis erhöht. Ggf. sind Entlastungsschnitte (*Escharotomien*) zur Prophylaxe eines Kompartmentsyndroms notwendig.

Erläutern Sie die Schweregrade der Verbrennung.

12.4 Verbrennung/Verbrennungskrankheit

Schweregrad	Hautveränderungen
Grad I	Rötung, oberflächliche Epithelschädigung ohne Zelltod
Grad IIa	Blasenbildung, roter Untergrund, Schädigung der Epidermis und oberflächlicher Anteile der Dermis mit Sequestrierung, stark schmerzhaft
Grad IIb	Blasenbildung, heller Untergrund, schmerzhaft, weitgehende Schädigung der Dermis unter Erhalt der Haarfolikel und Drüsenanhängsel
Grad III	Epidermisfetzen, Gewebe nach Reinigung weiß, keine Schmerzen, vollständige Zerstörung von Epidermis, Dermis und Korium
Grad IV	Verkohlung, Lyse (bei chem. Schädigung), Zerstörung weitgehender Schichten mit Unterhautfettgewebe, evtl. auch Muskeln, Sehnen, Knochen und Gelenke

Tab. 17.1 Schweregrade der Verbrennung

Die Gesamtheit dieser Folgestörungen heißt **Verbrennungskrankheit**.

12 Chirurgische Schwerpunkte

12.5 Therapie bei Verbrennung

Im Laufe von Stunden bis Tagen kommt es zur Vertiefung der Verbrennungswunde (Nachbrennen). Durch die zunehmende Permeabilität der Kapillaren werden diese durchlässig für Flüssigkeit und Eiweiße und es entsteht ein interstitielles (generalisiertes) Ödem. Der Blutfluss in den Kapillargefäßen ist durch die erhöhte Viskosität des Blutes deutlich verlangsamt. Daraus resultieren Mikrozirkulationsstörungen, welche die Grundlage für die Verbrennungskrankheit darstellen.

Beschreiben Sie kurz die Therapie bei Verbrennungen.

12.5 Therapie bei Verbrennung

- **Volumentherapie**: Die starken Flüssigkeitsverluste müssen mit kristallinen Infusionslösungen ausgeglichen werden. In den ersten Stunden sollten keine Plasmaxpander/Kolloide verabreicht werden (Diffusion ins Interstitium mit Zunahme des Ödems). Auch auf Erythrozytenkonzentrate sollte vorerst verzichtet werden. Ausnahme: schwere Begleitverletzungen! *Baxterformel* (*Parklandformel*) zur Berechnung des Flüssigkeitsbedarfs in den ersten 24 Stunden:
  4 ml × kg KG × % verbrannter KOF
- Ausreichende **Diurese** anstreben (1–1,5 ml/kg pro Stunde), zunächst keine Diuretika-Gabe
- Wundbehandlung → K 72
- **Chirurgische Maßnahmen**: ggf. Wunddebridement, Escharotomie, Nekrosenabtragung und Defektdeckung
- **Prophylaxen**: Tetanusimpfung, Ulkusprophylaxe, Heparinisierung (low-dose-Heparin zur Thrombose- und DIC-Prophylaxe)
- **Ernährung**: Bei schwerer Verbrennung zunächst parenteral, nach Stabilisierung des Patienten baldmöglichst enteraler Kostaufbau (ggf. hyperkalorisch bei ausgeprägtem Hyperkatabolismus)
- Ggf. sind **weitere Therapiemaßnahmen** erforderlich, z. B. Intubation und Beatmung, Kreislaufstabilisierung, Regulation des Wärmehaushalts, Schmerztherapie, Gabe von Blutprodukten. Je nach Ausprägung der Verbrennung ist eine Verlegung des Patienten in ein Brandverletztenzentrum indiziert.

13 Schock

13.1 Pathophysiologie des Schocks

Der **Schock** ist ein Zustand, der mit einem Kreislaufversagen und ungenügender peripherer Gewebedurchblutung einhergeht. Es kommt zu einer akuten Minderdurchblutung lebenswichtiger Organe.

Ergänzen Sie die nachfolgende Textpassage mit den unten aufgeführten Begriffen.

Im sogenannten **circulus vitiosus** (*Teufelskreis*) des Schocks kommt es zu einem absoluten oder relativen Abfall des __________ und einer daraus entstehenden mangelhaften Sauerstoffversorgung des Gewebes bei gleichzeitig erhöhtem Bedarf. Generell herrscht ein __________ zwischen Sauerstoffangebot und Sauerstoffbedarf. Der HZV-Abfall bewirkt eine __________ Reaktion (Ausschüttung von körpereigenen Katecholaminen). Diese führt zu einer Umverteilung des Blutvolumens, woraus eine schockspezifische __________ (lokale Hypoxie, lokale Azidose, Vasomotion) entsteht. Dadurch vermindert sich der __________ Rückstrom, wodurch auch der __________ abnimmt, was wiederum zur Reduktion des HZV führt.

Mikrozirkulationsstörung, sympathikoadrenerge, HZV, Preload, Missverhältnis, venöse

13.1 Pathophysiologie des Schocks

Im sogenannten **circulus vitiosus** (*Teufelskreis*) des Schocks kommt es zu einem absoluten oder relativen Abfall des HZV und einer daraus entstehenden mangelhaften Sauerstoffversorgung des Gewebes bei gleichzeitig erhöhtem Bedarf. Generell herrscht ein Missverhältnis zwischen Sauerstoffangebot und Sauerstoffbedarf. Der HZV-Abfall bewirkt eine sympathikoadrenerge Reaktion (Ausschüttung von körpereigenen Katecholaminen). Diese führt zu einer Umverteilung des Blutvolumens, woraus eine schockspezifische Mikrozirkulationsstörung (lokale Hypoxie, lokale Azidose, Vasomotion) entsteht. Dadurch vermindert sich der venöse Rückstrom, wodurch auch der Preload abnimmt, was wiederum zur Reduktion des HZV führt.

13 Schock

13.2 Schockformen

Abhängig von der Ursache des Schockgeschehens werden fünf verschiedene **Schockformen** unterschieden, die sich sowohl bezüglich ihrer Symptomatik als auch der erforderlichen Therapie unterscheiden.

Basistherapie für alle Schockformen:

1. Bekämpfung der Ursache
2. Aufrechterhaltung der Hämodynamik
3. Optimierung der Oxygenierung
4. Allgemeine Maßnahmen, insbesondere Überwachung der Vitalparameter und engmaschige Patientenbeobachtung

Nennen Sie die fünf Schockformen jeweils mit möglichen Ursachen.

13.2 Schockformen

- **Kardiogener Schock** (*myokardiales Pumpversagen*) infolge massiver Reduktion des HZV. Mögliche Ursachen sind Herzinfarkt, Herzrhythmusstörungen, Herzfehler, Myokarditis, Kardiomyopathie oder Erkrankungen, die mit einer Beeinträchtigung der diastolischen Füllung einhergehen (z. B. Herzbeuteltamponade, Lungenembolie, Pneumo- oder Hämatothorax).
- **Hypovolämischer Schock** (*hämorrhagischer Schock, Volumenmangelschock*) durch Verminderung des intravasalen Volumens, z. B. durch äußere und innere Blutungen, Erbrechen, Diarrhö, Dehydration sowie Flüssigkeits- und Plasmaverluste bei Verbrennungen, Ileus oder Pankreatitis.
- **Septischer Schock** (schwerste Form einer Sepsis → K 57).
- **Anaphylaktischer Schock.** Ursache ist eine Überempfindlichkeitsreaktion mit starker Histaminfreisetzung. Auslösende Allergene sind meist Arzneimittel (v. a. Antibiotika), Transfusionen und Insektengifte.
- **Neurogener Schock** (*spinaler Schock*). Durch Schädigung am ZNS ist die Innervation der glatten Muskulatur der Blutgefäße unterbrochen. Diese werden dadurch in der betroffenen Körperregion (meist untere Extremitäten) maximal weit, das Blutvolumen „versackt" → relativer Volumenmangel. Häufigste Ursache sind Rückenmarksläsionen, selten hohe Spinalanästhesie oder SHT.

13 Schock

13.3 Kardiogener Schock

Der **kardiogene Schock** (*myokardiales Pumpversagen*) äußert sich klinisch mit Dyspnoe, Zyanose, Hypotonie, ggf. Lungenödem und gestauten Halsvenen. Auch Patienten mit primär gesundem Herzen können durch externe (außerhalb des Herzens gelegene) Faktoren, z. B. eine Lungenembolie, einen kardiogenen Schock erleiden.

Welche der folgenden Aussagen sind falsch?

1. Die Darstellung der linksventrikulären Leistung erfolgt mittels PICCO-Katheter.
2. Der kardiogene Schock unterscheidet sich von den anderen Schockformen im Wesentlichen dadurch, dass das HZV trotz normalen Blutvolumens abnimmt.
3. Herzrhythmusstörungen führen – obwohl sie oft mit einer gestörten Auswurfleistung des Herzens einhergehen – selten zum kardiogenen Schock.
4. Die hämodynamische Stabilisierung erfolgt nicht durch positiv inotrope Medikamente.

13.3 Kardiogener Schock

Antwort **1 und 4** sind falsch.

Ergänzung

Therapie des kardiogenen Schocks:

1. Hämodynamik stabilisieren durch positive Inotropie (insbes. Katecholamintherapie)
2. Optimierung der Oxygenierung durch Sauerstoffgabe oder Beatmung
3. Ursache behandeln, z. B. durch Lyse, PTCA, Perikardpunktion
4. Allgemeine Maßnahmen:
   - Schmerztherapie und Sedierung mittels Morphin und Benzodiazepinen
   - Vorsichtige, angepasste Volumengabe unter hämodynamischem Monitoring
   - Wenn möglich, Oberkörperhoch- und Beintieflagerung (*keine* Schocklagerung)

13 Schock

13.4 Hypovolämischer Schock

Der **hypovolämische Schock** (*hämorrhagischer Schock, Volumenmangelschock*) ist gekennzeichnet durch eine absolute Verminderung (Verlust) des intravasalen Volumens mit Störung des venösen Rückstroms und dadurch vermindertem HZV. In der Folge kommt es zur Kreislaufzentralisation.

Nennen Sie die klinischen Zeichen des hypovolämischen Schocks mit der dazugehörigen Therapie.

13.4 Hypovolämischer Schock

Symptome des hypovolämischen Schocks:

- *Anfangsstadium*: Kühle, feuchte, blasse, marmorierte Haut
- *Beginnende Dekompensation*: Tachykardie, Blutdruckabfall (RR syst. ≤ 100 mmHg), kollabierte Halsvenen, Durst, rückläufige Urinausscheidung (Oligurie)
- *Dekompensation*: weiterer Blutdruckabfall (RR syst. ≤ 60 mmHg), niedrige Blutdruckamplitude, schneller, fadenförmiger, kaum tastbarer Puls, Unruhe, Bewusstseinseintrübung, Tachypnoe, Anurie

Therapie des hypovolämischen Schocks:

1. Hämodynamik stabilisieren durch Volumensubstitution; Aufrechterhaltung eines ausreichenden Perfusionsdrucks durch Volumengabe, vasoaktive Substanzen alleine sind kontraindiziert
2. Optimierung der Oxygenierung durch Sauerstoffgabe oder Beatmung, Indikation zur Beatmung großzügig stellen
3. Ursache beseitigen (kausale Therapie)
4. Allgemeine Maßnahmen: Schmerztherapie, Sedierung, Azidose ausgleichen

Ergänzung

Der **Schockindex** ist der Quotient aus Pulsfrequenz/Min. und systolischem Blutdruck. Beim Gesunden liegt der Wert ≅ 0,5. Werte ≥ 0,7 sprechen für einen drohenden, ≥ 1 für einen manifesten Schock.

13 Schock

13.5 Anaphylaktischer Schock

Der **anaphylaktische Schock** ist eine lebensbedrohliche allergische Reaktion mit Abfall des Blutdrucks infolge einer Vasodilatation mit relativer Hypovolämie (kein Volumenverlust).

Welche der folgenden Aussagen sind richtig?

1. Ursache für die relative Hypovolämie und den Blutdruckabfall ist die massive Freisetzung von Histamin, die eine Vasodilatation verursacht.
2. Zu den spezifischen Maßnahmen zählt die inhalative Gabe von β2-Mimetika.
3. Stadium II ist gekennzeichnet durch Kreislaufdysregulation, beginnenden Bronchospasmus und Larynxödem.
4. Ein Therapieversuch mit Kalzium wird empfohlen.

13.5 Anaphylaktischer Schock

Antwort **1, 2 und 3** sind richtig.

Ergänzung

Stadium	Symptome	Therapie
I (leichte Allgemeinreaktion)	kutane Reaktion (Urtikaria, Pruritus, Flush), Schwindel, Kopfschmerzen	Unterbrechung der Allergenzufuhr
II (ausgeprägte Allgemeinreaktion)	Kreislaufdysregulation, pulmonale Manifestation, gastrointestinale Reaktion	i. v.-Zugang, O_2-Gabe
III (lebensbedrohliche Allgemeinreaktion)	Schock, Bronchospasmus, Bewusstseineintrübung	Volumengabe, β2-Mimetika, Theophyllin, H1-und H2-Antagonisten, Kortison, Katecholamine
IV (vitales Organversagen)	Atem- und Kreislaufstillstand	Intubation und Reanimation

Tab. 13.1 Stadien und Therapie des anaphylaktischen Schocks

14 Neurochirurgische Schwerpunkte

14.1 Intrakranielle Blutung

Intrakranielle Blutungen sind arterielle oder venöse Blutungen im Schädelinnenraum. Abhängig von der Blutungslokalisation werden die intrakraniellen Blutungen unterschieden in *extrazerebrale Blutungen* im Bereich der Meningen und *intrazerebrale Blutungen* im Bereich des Gehirns.

Welche der folgenden Aussagen sind richtig?

1. Ein epidurales Hämatom entsteht meist durch ein Schädel-Hirn-Trauma mit Zerreißung eines Astes der A. meningea media, Risse im Stromgebiet der A. meningea anterior oder venöse Blutungen nach Frakturen der Kalotte.
2. Das chronisch subdurale Hämatom entsteht durch eine Perforation der A. cerebri media.
3. Das akut subdurale Hämatom entsteht durch das Einreißen von Brückenvenen.
4. Die Therapie der Wahl bei subduralem Hämatom ist die großzügige Trepanation mit Duraeröffnung.

14.1 Intrakranielle Blutung

Antwort **1, 3 und 4** sind richtig.

Ergänzung

- Typisch für das **epidurale Hämatom** ist das *freie Intervall* (d. h. wenige oder keine Hirndrucksymptome) nach anfänglicher kurzer Bewusstlosigkeit, dem dann eine erneute, rasch fortschreitende Hirndrucksymptomatik folgt. Das freie Intervall kann jedoch auch völlig fehlen. Das epidurale Hämatom stellt sich im CT bikonvex dar.
- Das **akute subdurale Hämatom** bildet sich unter der Dura mater. Es entsteht mit oder ohne Kontusion und Zerreißung von Hirngewebe und stellt sich im CT sichelförmig dar.
- Eine **Coup- und Contre-Coup-Kontusion** kann im Rahmen eines Schädel-Hirn-Traumas entstehen. Dabei kommt es im Gehirnbereich unter der Aufprallstelle zur *Coup-Läsion*. Aufgrund der Bewegung des Gehirns innerhalb der geschlossenen Schädelhöhle entsteht unmittelbar danach eine *Contra-Coup-Läsion* im Gehirnbereich auf der dem Aufprall gegenüberliegenden Seite.

14 Neurochirurgische Schwerpunkte

14.2 Subarachnoidalblutung

Die **Subarachnoidalblutung** (*SAB*) ist eine arterielle Blutung in den Subarachnoidalraum (→ K 23), meist bedingt durch die Zerreißung (Ruptur) eines Hirnarterienaneurysmas, seltender durch ein Trauma. Die Ruptur kann spontan (ohne äußere Gewalteinwirkung), lediglich auf Grund starker körperlicher Belastung mit damit verbundenem Blutdruckanstieg, oder im Rahmen eines Traumas erfolgen. Das Risiko der Ruptur nimmt mit dem Durchmesser des Aneurysmas zu. Die Schweregradeinteilung erfolgt anhand der Einteilung nach Hunt und Hess in fünf Stadien.

Erläuterns Sie kurz die Schweregradeinteilung der Subarachnoidalblutung nach Hunt und Hess sowie die Glasgow-Coma-Scale (GCS).

14.2 Subarachnoidalblutung

Schweregradeinteilung der SAB nach Hunt und Hess:

- Grad 1: asymtomatisch oder leichter Kopfschmerz
- Grad 2: mäßige bis schwere Kopfschmerzen, Meningismus
- Grad 3: starke Kopfschmerzen, Somnolenz, leichte neurologische Ausfälle
- Grad 4: Sopor, schwere neurologische Ausfälle, vegetative Störungen
- Grad 5: Koma, Strecksynergismen

Die **Glasgow-Coma-Scale** (**GCS**) ist ein einfaches Bewertungsschema (Score) für Bewusstseinsstörungen. Bewertet werden drei Kategorien: Motorische Reaktion (max. 6 Punkte), verbale Kommunikation (max. 5 Punkte) und Augenöffnen (max. 4 Punkte).
Die maximal erreichbare Punktzahl beträgt 15 (volles Bewusstsein), die minimale 3 Punkte (tiefes Koma).

Ergänzung

Einteilung des Schädel-Hirn-Traumas nach der GCS:

- 13–15 Punkte: leichtes SHT
- 9–12 Punkte: mittelschweres SHT
- 3–8 Punkte: schweres SHT

Ein **GCS-Wert ≤8 Punkte** ist im klinischen Alltag eine **Indikation zur Intubation**!

14 Neurochirurgische Schwerpunkte

14.3 Therapie der Subarachnoidalblutung

Bei nachgewiesenem Hirnarterienaneurysma als Ursache der SAB wird entweder eine neuroradiologische oder eine neurochirurgische Intervention empfohlen. Die Entscheidung für oder gegen ein Verfahren liegt u. a. im Schwerpunkt der behandelnden Klinik. Die hauptsächlich eingesetzten Verfahren sind das **Coiling** und das **Clipping**:

- Das *Coiling* mittels Platinspiralen ist ein neuroradiologisches Verfahren, bei dem über einen Katheter eine feine Platinspirale in das Aneurysma eingeführt wird. Dies bewirkt eine Fibrinisierung und den anschließenden bindegewebigen Umbau des Aneurysmas.
- Das *Clipping* ist ein neurochirurgisches Verfahren, beim dem das Aneurysma mit einer Klemme verschlossen wird.

Neben diesen Interventionen sind die Begleittherapien von großer Bedeutung.

Nennen Sie die begleitenden konservativen therapeutischen Maßnahmen bei einer Subarachnoidalblutung mit bzw. ohne Hirndrucksymptomatik.

14.3 Therapie der Subarachnoidalblutung

SAB ohne Hirndrucksymptomatik:

- *Blutdruckregulation*: in der Regel werden systolische Blutdruckwerte zwischen 140–160 mmHg angestrebt. Medikament der ersten Wahl zur Blutdrucksenkung ist Urapidil, welches zu Beginn bolusweise und bei anhaltender Hypertonie auch als kontinuierliche i. v.-Therapie verabreicht wird. Ggf. zusätzlich andere Antihypertensiva
- *Analgesie*: NSAR sind den Opiaten vorzuziehen (bessere Beurteilung der Vigilanz möglich)
- Stündlich *neurologische und Pupillenkontrolle* zur Früherkennung von Nachblutungen und Hirnödemen

SAB mit Hirndrucksymptomatik:

- Sedierung in die Therapie aufnehmen oder ggf. vertiefen (Barbituratnarkose)
- Kopf achsengerecht lagern, um den venösen Abfluss zu gewährleisten
- 30°-Oberhochlagerung
- Falls noch nicht erfolgt: Intubation und Beatmung
- Ggf. Beatmung optimieren: $p_aO_2 > 100$ mmHg, p_aCO_2 34–39 mmHg ($p_aCO_2 > 40$ mmHg → Vasodilatation, < 33 mmHg → Vasokonstriktion)
- Körpertemperatur ≤ 37 °C (ansonsten zusätzlich anfallendes CO_2)
- Darmaktivität fördern und rechtzeitig Abführmaßnahmen durchführen
- Osmodiuretika (Mannitol oder hypertone NaCl-Lösung) zur Therapie des Hirnödems
- Entlasten des Drucks mittels Drainagen (externe Ventrikeldrainage, lumbale Liquordrainage)

14 Neurochirurgische Schwerpunkte

14.4 Hirntod

Der **Hirntod** ist definiert als endgültiger (irreversibler) Ausfall aller Gehirnfunktionen eines Menschen, dessen Herz-Kreislauf- und Lungenfunktion durch intensivmedizinische Maßnahmen noch aufrechterhalten werden. Der Hirntod muss durch eine Reihe festgelegter Untersuchungen diagnostiziert werden (*Hirntoddiagnostik*).

Bevor die Hirntoddiagnostik eingeleitet wird, muss sichergestellt sein, dass

- das Gehirn akut primär oder sekundär geschädigt ist.
- andere (Mit)Ursachen für den (evtl. vorübergehenden) Ausfall der Hirnfunktionen ausgeschlossen sind.

Erläutern Sie die klinische und apparative Diagnostik zur Hirntodfeststellung.

14.4 Hirntod

Klinische Hirntoddiagnostik:

- Feststellen eines *tiefen Komas* (keine Reaktion auf äußere Reize mit hirnbedingten Reaktionen)
- Überprüfung der *Hirnstammreflexe*:
  - Pupillenreaktion (lichtstarre mittelweite bis weite Pupille)
  - Occulocephaler Reflex (Puppenkopf-Phänomen: Augen bleiben bei Kopfbewegung starr in der Ausgangsposition)
  - Kornealreflex (nicht auslösbar)
  - Schmerzreaktion (Schmerzreizsetzung am Nasenseptum sowie Druck auf den N. Trigeminus oberhalb der Augenbrauen, im Mittelgesicht und am Kinn ohne Reaktion)
  - Würge- und Hustenreflex (Manipulation am Tubus ohne Reaktion)
- *Apnoe-Test* (Apnoeversuch bis $p_aCO_2 > 60$ mmHg unter Raumluft → keine erkennbaren Atembemühungen)

Apparative Hirntoddiagnostik:

EEG; Angiographie; Doppler-Sonographie; Hirnszintigraphie (red-nose-Phänomen)

Ergänzung

Lazarus-Zeichen: Durch Enthemmung spinaler Reflexe kann es zu spontanen Bewegungen des hirntoten Patienten kommen, z. B. Hochheben der Arme. Dieses Phänomen spricht nicht gegen den Hirntod, da die Bewegungen spinalen Ursprungs sind.

14 Neurochirurgische Schwerpunkte

14.5 Status epilepticus

Der **Status epilepticus** ist definiert als:

- › 5 Minuten andauernder Grand-Mal-Anfall oder
- › 20 Minuten andauernde Absenzen oder fokaler Anfall oder
- › 20 Minuten andauernde Serie von Anfällen ohne zwischenzeitliche vollständige Erholung.

Der Patient erlangt während des einzelnen verlängerten Anfalls bzw. zwischen den einzelnen Anfällen nicht wieder das Bewusstsein. Im EEG kann kein vollständiges Versiegen der Krampfaktivitäten beobachtet werden.

Welche der folgenden Aussagen sind richtig?

1. Die häufigste Form des Status epilepticus ist der Grand-Mal-Status.
2. Der Status epilepticus kann mittels Gabe eines Barbiturates (z. B. Thiopental) unterbrochen werden.
3. Während der tonischen Phase kommt es zur Bradykardie mit Blutdruckabfall.
4. Beim Status epilepticus sollte immer ein Beißschutz eingesetzt werden.

14.5 Status epilepticus

Antwort **1 und 2** sind richtig.

Ergänzung

Antikonvolsive Therapie:

- *Initial*: Lorazepam, Diazepam oder Clonazepam. Kann der Status epilepticus damit nicht durchbrochen werden, erfolgt die Aufsättigung mit Phenytoin
- *Alternativ*: Propofol, Midazolam, Valproat
- *Ultima ratio*: Barbiturate (z. B. Phenobarbital, Thiopental) mit EEG-Kontrolle (bis burst-suppression-Muster), Muskelrelaxation mit Intubation

15 Akutes Nierenversagen und Nierenersatztherapie

15.1 Akutes Nierenversagen

Das **akute Nierenversagen (ANV)** ist eine in kurzer Zeit (innerhalb von Stunden bis Tagen) einsetzende, massive, prinzipiell reversible Verschlechterung der glomerulären Filtration. Es ist gekennzeichnet durch einen schnellen Anstieg der harnpflichtigen Substanzen im Blut (urämischer Stoffwechsel) mit rückläufiger Diurese und Zunahme der Elektrolytkonzentration im Serum.

Der Verlauf des ANV lässt sich in *drei Phasen* unterteilen:

1. Initialphase (asymptomatisch, lediglich Symptome des Grundleidens)
2. Phase des manifesten Nierenversagens (Verminderung der glomerulären Filtrationsrate mit progredientem Anstieg der Retentionswerte)
3. diuretische oder polyurische Phase (steigende Urinvolumina und Abfall der harnpflichtigen Substanzen)

Abhängig von der Ursache der Erkrankung werden drei Formen des ANV unterschieden.

Erläutern Sie die Ursachen für ein ANV und die entsprechenden konservativen Maßnahmen.

15.1 Akutes Nierenversagen

- Dem **prärenalen ANV** liegt eine *renale Minderperfusion* zu Grunde.
  - Häufige *Ursachen* sind: Schock (→ K 74), Sepsis (→ K 57), schwere Dehydratation oder Nierengefäßverengungen bzw. -verschlüsse
  - *Therapie*: Volumenersatz mit Ausgleich des Wasser-Elektrolyt-Haushalts, Bilanzierung, Dosisanpassung bzw. Pausieren von nephrotoxischen Medikamenten, hämodynamische Stabilität gewährleisten mit ausreichendem MAD zur Nierenperfusion, ggf. Dialyse
- Beim **intrarenalen ANV** liegt eine *Störung der Nephronfunktion* vor.
  - Mögliche *Ursachen* sind zirkulatorisch-septisch (z. B. Tubulusischämie, Schock, Sepsis), toxisch (z. B. Medikamente), entzündlich (z. B. Infektionen oder GN)
  - *Therapie*: Wiederherstellung der Nierenfunktion durch Therapie der Ursache, Ausgleich des Wasser-Elektrolyt-Haushalts, Dosisanpassung nephrotoxischer Medikamente, ggf. Dialyse
- Das **postrenale ANV** entsteht durch eine *Abflussbehinderung der ableitenden Harnwege* (von den Nierenkelchen bis zur Harnröhrenmündung, beide Nieren sind betroffen)
  - Häufige *Ursachen*: beidseitige Stenose oder Verschluss der Harnleiter (z. B. Steine, [retro]-peritoneale Tumore), Prostatahyperplasie oder Harnröhrenstenose
  - *Therapie*: Therapie der Ursache (Abflusshindernis beseitigen, Schmerztherapie, Ausgleich des Wasser-Elektrolyt-Haushalts, Dosisanpassung nephrotoxischer Medikamente, ggf. Dialyse.

15 Akutes Nierenversagen und Nierenersatztherapie

15.2 Nierenersatzverfahren

Unter dem Begriff **Nierenersatzverfahren** sind alle Therapiemaßnahmen zusammengefasst, die die Funktion der Nieren ganz oder teilweise, vorübergehend oder dauerhaft ersetzen, um Anurie, schwere Elektrolytstörungen, metabolische Azidose und diuretikaresistente Flüssigkeitsüberladungen zu behandeln.
Grundprinzipien der Nierenersatztherapie sind die *Diffusion* (Teilchenbewegung vom Ort der hohen zum Ort der niedrigen Konzentration), die *Konvektion* (Teilchenbewegung unter Einwirkung äußerer Kraft), *Osmose* (Bewegung des Lösungsmittels vom Ort der niedrigen zum Ort der hohen Konzentration) und *(Ultra)Filtration* (Wasseraustritt entlang des Druckgefälles).

Nennen Sie die unterschiedlichen Verfahren zur Nierenersatztherapie.

15.2 Nierenersatzverfahren

- **Kontinuierliche Verfahren**:
  - **CVVH** (kontinuierliche veno-venöse *Hämofiltration*): Konvektions- und Ultrafiltrationsprinzip mit Druckgradient zwischen Blut und Filtratseite
  - **CVVHD** (kontinuierliche veno-venöse *Hämodialyse*): Konzentrationsgradient zwischen den Flüssigkeiten, Diffusion über semipermeable Dialysatormembranen
  - **CVVHDF** (kontinuierliche veno-venöse *Hämodiafiltration*): Kombination von kontinuierlicher veno-venöser Hämodialyse und Hämofiltration
- **Intermittierende Verfahren**:
  - **HD** (*Hämodialyse*): Gegenstromprinzip mit Konzentrationsgradient zwischen den Flüssigkeiten (Diffusion)
  - **SLEDD** (*slow extended daily dialysis*): Sonderform der intermittierenden Hämodialyse mit langen Dialyselaufzeiten (8–14 Stunden) bei niedrigerem Blut- und Dialysatfluss
  - **PD** (*Peritonealdialyse*): Unterschiedliche Verfahren nutzen das Bauchfell als Dialysemembran. Konzentrationsgradient zwischen den Flüssigkeiten (Diffusion)

Ergänzung

Auch die **Nierentransplantation** ist ein Nierenersatzverfahren.

15 Akutes Nierenversagen und Nierenersatztherapie

15.3 Kontinuierliche veno-venöse Hämofiltration

Das Funktionsprinzip der **kontinuierlichen veno-venösen Hämofiltration** (**CVVH**) ist die Konvektion und Ultrafiltration (→ K 85). Das Blut wird durch einen großporigen, hochpermeablen Filter (Dialysator) gepumpt, Plasmawasser wird mit seinen gelösten Bestandteilen als Ultrafiltrat abgepresst und später verworfen. Im Rahmen des Flüssigkeitsentzugs muss ein Substituat zugeführt werden, welches in der Regel kaliumarm bzw. kaliumfrei ist, allerdings der physiologischen Zusammensetzung des Plasmawassers ähnelt. Den Substituatlösungen sind entweder direkt wirkende (Bikarbonat) oder indirekt wirkende (Laktat) Pufferlösungen beigefügt.

Nennen Sie mögliche Komplikationen der kontinuierlichen veno-venösen Hämofiltration.

15.3 Kontinuierliche veno-venöse Hämofiltration

Mögliche **Komplikationen** der veno-venösen Hämofiltration:

- Clotting (Verklumpen) der Erythrozyten, dadurch teilweiser oder kompletter Verschluss des Filters (Dialysator)
- Heparinüberdosierung (PTT ↑)
- AT III-Mangel
- Gerinnungsstörungen, HIT (heparininduzierte Thrombozytopenie, → K 88)
- Kreislaufinstabilität bei zu großen Blutflussraten
- Elektrolytstörungen (Hyper- oder Hypokaliämie)
- Blutungen (Kanüleneinstichstelle, oral/nasal)

Ergänzung

Die medikamentöse Therapie des Patienten sollte unter CVVH immer kontrolliert werden, d. h. Bestimmung von Medikamentenspiegeln und ggf. Dosisanpassung. Je nach molekularer Stoffgröße können Medikamente oder Zusätze abfiltriert werden. Aussagen darüber geben der Siebkoeffizient (S) und der cut off point der Hämofiltrationsmembran.

15 Akutes Nierenversagen und Nierenersatztherapie

15.4 Antikoagulation unter CVVH

Eine wichtige Voraussetzung für die Hämofiltrationsbehandlung ist die **Antikoagulation** des Patientenblutes. Am häufigsten werden dafür unfraktionierte Heparine verwendet. Um die Heparindosierung sicher zu gestalten (zu hohe Dosierung → Gefahr von Blutungskomplikationen, zu geringe Dosierung → Gefahr der Gerinnselbildung im extrakorporalen System), wird regelmäßig die ACT (activated-clotting-time) und die aPTT (aktivierte partielle Thromboplastinzeit) bestimmt. Die Bestimmung der ACT kann im Gegensatz zur aPTT bettseitig erfolgen (ohne hohen technischen Aufwand und in kurzen Zeitintervallen). Somit kann die Heparindosis zeitnah angepasst werden.

Welche der folgenden Aussagen ist richtig?

1. Heparin beschleunigt die Wirkung von AT III.
2. Hirudin aktiviert Thrombin und kann mittels Protamin antagonisiert werden.
3. Prostazykline hemmen die Aggregation von Thrombozyten.
4. Zitrat komplexiert Kalzium, somit steht für einige enzymatische Schritte der Blutgerinnung kein Kalzium zur Verfügung.

15.4 Antikoagulation unter CVVH

Antwort **1, 3 und 4** sind richtig.

Ergänzung

Zur Antikoagulation unter CVVH stehen folgende **Medikamente** zur Verfügung:

- Heparin (fraktioniert und unfraktioniert), Antidot: Protamin (bei unfraktionierten Heparinen)
- Hirudin (kein Antidot verfügbar!)
- Zitrat (Wirkung kann durch Kalziumsubstitution aufgehoben werden)
- Prostazykline (Inhibition der Thrombozytenaggregation, laborchemisch nicht steuerbar)
- Kumarinähnliche Antikoagulanzien (nur wenn aus anderen Gründen indiziert, Antidot: Vitamin K, PPSB)

15 Akutes Nierenversagen und Nierenersatztherapie

15.5 Heparininduzierte Thrombozytopenie (HIT)

Eine der häufigsten diagnostizierten Nebenwirkungen von Heparinen ist die Entwicklung einer **heparininduzierten Thrombozytopenie** (**HIT**). Man unterscheidet dabei zwei Formen: *HIT Typ I* und *HIT Typ II*.

Vervollständigen Sie folgende Textpassage mit den unten aufgeführten Begriffen.

Der __________ zeigt sich innerhalb der ersten Behandlungstage als ein __________ Abfall der Thrombozytenkonzentration mit einem milden klinischen Bild, welches außer einer engmaschigen Überwachung keiner besonderen Therapie bedarf.
Der aufgrund einer Antikörperbildung und __________ bedingte __________ zeigt sich mit einem __________ Thrombozytenabfall innerhalb von 5–10 Tagen nach Behandlungsbeginn. Dieser kann zu schweren __________ Komplikationen führen, welche letal verlaufen können. Äußert sich der klinische Verdacht, ist das Heparin sofort abzusetzen. Alternativ können bzw. müssen andere Antikoagulanzien verabreicht werden. Allerdings sollte auf andere Heparine oder Heparinoide wegen einer möglichen Kreuzreaktion verzichtet werden.

immunologisch, ausgeprägten, HIT Typ I, thromboembolischen, mäßiger, HIT Typ II

15.5 Heparininduzierte Thrombozytopenie (HIT)

Der HIT Typ I zeigt sich innerhalb der ersten Behandlungstage als ein mäßiger Abfall der Thrombozytenkonzentration mit einem milden klinischen Bild, welches außer einer engmaschigen Überwachung keiner besonderen Therapie bedarf.
Der aufgrund einer Antikörperbildung und immunologisch bedingte HIT Typ II zeigt sich mit einem ausgeprägten Thrombozytenabfall innerhalb von 5–10 Tagen nach Behandlungsbeginn. Dieser kann zu schweren thromboembolischen Komplikationen führen, welche letal verlaufen können. Äußert sich der klinische Verdacht, ist das Heparin sofort abzusetzen. Alternativ können bzw. müssen andere Antikoagulanzien verabreicht werden. Allerdings sollte auf andere Heparine oder Heparinoide wegen einer möglichen Kreuzreaktion verzichtet werden.

16 Fallbeispiele

16.1 Sepsis

Frau B. ist 62 Jahre alt, sie wird mit Fieber (38,1 °C), einem Hypertonus (160/80 mmHg) und einer Tachykardie (98/Min.) ins Krankenhaus eingeliefert. Die Patientin wirkt orientiert und reagiert adäquat (GCS 15 Punkte), peripher gut durchblutet mit einem rosigen Hautkolorit. Bei der Anamneseerhebung gibt sie an, dass sie seit ihrer Wurzelbehandlung beim Zahnarzt vor zehn Tagen ein zunehmender Druckschmerz im Oberkiefer und anhaltende Müdigkeit belasten. Zunächst wird Frau B. auf eine chirurgische Allgemeinstation aufgenommen. Innerhalb weniger Stunden verschlechtert sich ihr Allgemeinzustand drastisch, sodass eine Verlegung auf die Intensivstation eingeleitet wird. Das klinische Bild zeigt nun eine blasse, weiterhin tachykarde (110/Min.) und zunehmend hypotone (100/50 mmHg, 58 mmHg MAP) Patientin mit einem GCS von 6 Punkten. Zusätzlich imponiert Frau B. mit Temperaturen › 39 °C. Laborchemisch sind eine Leukozytose › 24.000/µl und erhöhte CRP-Werte zu beobachten (22 mg/dl). Die initiale BGA auf der Intensivstation ergibt folgende Werte: pH: 7,32, pCO_2: 62 mmHg, pO_2: 70 mmHg, BE: - 5 mmol/l, HCO_3^-: 26 mmol/l, Laktat: 8 mmol/l, Glukose: 200 mg/dl, Kalium: 3,7 mmol/l, Natrium 144 mmol/l. Die Patientin wird Ihnen zugewiesen.

Bearbeiten Sie das Fallbeispiel mit Blick auf die Schwerpunkte Diagnostik und Therapie.

16.1 Sepsis

Diagnostik:
CT (Ganzkörper-Scan); Röntgen-Thorax; Echokardiographie; Antibiogramm; PCT-Bestimmung

Therapie:
- Intubation und lungenprotektive Beatmung (bei GSC ≤ 6 Punkte) mit Sedierung (Management nach klinikinternen Richtlinien)
- ZVK-Anlage und großlumige Zugänge mit Abnahme von Blutkulturen
- Anlage einer arteriellen Kanüle oder eines PICCO-Katheters
- situationsadaptierte Volumensubstitution
- ggf. Katecholamintherapie (bevorzugt Noradrenalin)
- Breitbandantibiose nach ärztlicher Verordnung
- regelmäßige Abnahme einer zentralvenösen (SO_2) und arterieller BGA, ggf. Dobutamin-Gabe (bei erniedrigter zentralvenöser Sättigung und ausreichendem Hb)
- Abstriche (aus Nase und Rachen, ggf. zusätzlich Wundabstrich und mikrobiologische Untersuchung des Trachealsekrets)
- Anlage eines Blasenverweilkatheters, ggf. mit Temperatursonde
- Hydrocortison
- je nach Situation der Patientin Blutzuckertherapie und frühzeitige Ernährung

16 Fallbeispiele

16.2 ARDS

Der 58-jährige Herr K. wurde vor vier Tagen von einer Biene in den Oberarm gestochen. Daraufhin zeigte er eine fulminante allergische Reaktion, sodass der Notarzt hinzugezogen werden musste. Es erfolgte eine sofortige Intubation und die Behandlung der Symptome. Während der erschwerten Intubation kam es zu einer Aspiration von Mageninhalt. Herr K. wurde in das nächstgelegene Krankenhaus eingeliefert. Da sich sein Allgemeinzustand, insbesondere die Beatmungsdrücke und die Oxygenierung, weiterhin verschlechterten, wird er auf Ihre Intensivstation verlegt. Unter den Beatmungsparametern: FiO_2 100 %, PEEP 18 mbar, AF 17/Min., Spitzendruck 40 mbar, I:E 1:2 und AZV 700 ml bei druckkontrollierter Beatmung (DK) wird Herr K. Ihnen zugewiesen. Die BGA bei Aufnahme stellte sich wie folgt dar: pH: 7,21, pCO_2: 70 mmHg, pO_2: 61 mmHg, BE: - 8 mmol/l, HCO_3^-: 16 mmol/l, Laktat: 5 mmol/l, Glukose: 180 mg/dl, Kalium: 3,9 mmol/l, Natrium 142 mmol/l.

Bearbeiten Sie das Fallbeispiel mit Blick auf die Schwerpunkte Diagnostik und Therapie.

16.2 ARDS

Diagnostik:
- Röntgen-Thorax
- Thorax-CT
- Labor (Entzündungsparameter)
- Abstriche (Nasen- und Rachenabstrich, ggf. Wundabstrich, Trachealsekret)

Therapie:
- Optimierung der Beatmungseinstellung: Moduswechsel von DK auf BIPAP, Anpassung der Atemfrequenz, PEEP-Trial (find the best PEEP, → K 55), Atemzugvolumen auf 6 ml/kg KG anpassen, I:E anpassen, ggf. IRV, ggf. Reduzierung des FiO_2 auf < 60 % (O_2-Toxizität, Resorptionsatelektasen!), geschlossenes Absaugsystem, um PEEP-Verluste zu vermeiden. Ggf. Bronchoskopie
- Anlage eines großlumigen Gefäßzugangs und eines PICCO-Katheters
- Bauchlagerung (135°-Lage) bei dorsobasalen Atelektasen, ggf. kinetische Therapie mittels Rotationsbett
- Antibiotika, Kortikosteroide und Diuretika nach ärztlicher Verordnung
- ggf. Surfactant-Gabe
- Volumensubstitution je nach Zustand, ggf Hämofiltration (CHHV) nach Flüssigkeitshaushalt und Diurese

Wenn die konservative Therapie keine Erfolge zeigt, ist eine extrakorporale Oxygenierung (ECMO, ILA) in Erwägung zu ziehen (→ K 56).

16 Fallbeispiele

16.3 Lungenembolie

Sie arbeiten im Spätdienst auf der Intensivstation. Plötzlich klingelt das Notfalltelefon und Sie werden auf die orthopädische Station gerufen. Dort finden Sie Frau M. vor, die vor zwei Tagen eine Hüftprothese implantiert bekam und jetzt hypoton mit nicht mehr messbarem Blutdruck, fadenförmigem Puls und nicht ansprechbar in ihrem Bett liegt. Der Anästhesist leitet sofort die Reanimation und Intubation ein. Unter Reanimtionsbedingungen wird Frau M. auf die Intensivstation gefahren.

Bearbeiten Sie das Fallbeispiel mit Blick auf die Schwerpunkte Diagnostik und Therapie.

16.3 Lungenembolie

Diagnostik:
- Echokardiographie (EKG)
- CT oder MRT
- Lungenszintigraphie
- Röntgen-Thorax
- Laborchemie (D-Dimere)

Therapie:
- Beatmungseinstellung
- kreislaufstabilisierende Maßnahmen (Katecholamintherapie)
- Anlage einer arteriellen Kanüle
- ggf. PiCCO/Pulmonalarterienkatheter
- großlumige Gefäßzugänge
- Anlage eines Blasenverweilkatheters
- Einleitung der Lysetherapie (Pupillenkontrolle wegen Gefahr der intrazerebralen Blutung)
- Optimierung des Flüssigkeitshaushalts, ggf. Diurese forcieren wegen evtl. Lungenödeme (ggf. CVVH)
- Ggf. Embolektomie (kathetertechnisch oder chirurgisch)

16 Fallbeispiele

16.4 Subarachnoidalblutung

Frau S. ist eine 38 Jahre alte, körperlich gesunde und agile Patientin. Nach der täglichen Hausarbeit bemerkt sie ein plötzlich einsetzendes akutes Kopfschmerzereignis und äußert dies gegenüber ihrem Ehemann. Kurz darauf synkopiert die Patientin. Der besorgte Ehemann alarmiert sofort den Notarzt. Dieser findet eine krampfende Frau mit Strecksynergismen und einem GCS von 3 Punkten vor. Darüber hinaus besteht bei der Patientin eine Pupillendifferenz (rechts größer als links) mit fehlender Lichtreaktion. Frau S. wird vor Ort intubiert und beatmet. Der initiale Blutdruck beträgt 190/100 mmHg. Es erfolgt eine unverzügliche Verlegung in die nächstgelegene neurochirurgische Klinik.
Die CT-Diagnostik in der Klinik zeigt eine ausgeprägte **SAB** Grad 5 (→ K 80), ausgehend von einem Aneurysma der A. cerebri media, woraufhin ein Clipping durchgeführt wird. Einige Stunden nach der Operation zeigt Frau S. erhöhte Hirndruckwerte (ICP › 30 mmHg).

Bearbeiten Sie das Fallbeispiel mit Blick auf die Schwerpunkte Therapie und pflegerische Intervention.

16.4 Subarachnoidalblutung

Therapie:

- Barbiturat (Anlage einer BIS-Elektrode, um die Sedierungstiefe zu ermitteln)
- Entlastung des Hirndrucks (ICP ≤ 20 mmHg bei analgosedierten Patienten, ≤ 25 mmHg bei wachen Patienten) mittels:
  - einliegender Drainagen (EVD und lumbaler Liquordrainage)
  - Gabe von Osmodiuretika (Manntiol, hypertone NaCl Lösung, nach Arztanordung)
  - Optimierung des p_aCO_2 über die Beatmungsfrequenz oder das Tidalvolumen (Ziel: p_aCO_2 35–38 mmHg, um einer Vasokonstriktion oder einer Vasodilatation vorzubeugen)
- p_aO_2 › 100 mmHg, um die zerebrale Oxygenierung zu gewährleisten
- Blutdruckeinstellung (140–160 mmHg, MAP › 65 mmHg), Ziel: CPP (zerebraler Perfusionsdruck) › 60 mmHg (CPP = MAP–ICP), ggf. Einsatz von Katecholaminen oder Antihypertensiva

Pflegerische Intervention:

- 30°-Oberkörperhochlagerung, Kopf achsengerecht lagern (venöser Rückfluss)
- bei Temperatur › 37,5 °C → fiebersenkende Maßnahmen
- regelmäßige Pupillenkontrolle

16 Fallbeispiele

16.5 Reanimation

Herr H. ist ein 68-jähriger Patient, der nach einer gefäßchirurgischen Bypassanlage zur Überwachung auf der Intensivstation liegt. Bei dem Patienten sind anamnestisch Herzrhythmusstörungen in Form von intermittierendem Vorhofflimmern bekannt. Plötzlich bekommt Herr H. Kammerflimmern mit Kreislaufinstabilität. Sie informieren sofort den diensthabenden Arzt, um eine Reanimation einzuleiten.

Bearbeiten Sie das Fallbeispiel mit Blick auf die derzeit gültigen Reanimationsrichtlinien.

16.5 Reanimation

- *Defibrillation* (monophasisch 360 Joule, biphasisch 150–360 Joule), danach *Herzdruckmassage* 30 : 2 für 2–3 Minuten (5 Zyklen, Frequenz mindestens 100/Min.)
- Gabe von 300 mg Amiodaron (spätestens nach der dritten Defibrillation)
- Gabe von Adrenalin 1 mg alle 3–5 Minuten
- EKG-Analyse
- ggf. endotracheale Intubation oder andere Hilfsmittel zur Beatmung (Larynxtubus, Larynxmaske)
- Wenn Spontankreislauf wiedererlangt (*Return of spontaneous circulation*, ROSC) → Beendigung der CPR; falls nicht → erneute CPR mit Medikamentengabe, ggf erneute Defibrillation
- Maßnahmen zur *milden Hypothermietherapie* einleiten (12–24 Stunden, 32–34 °C, dann langsam passiv erwärmen mit einem Temperaturanstieg von 0,25–0,5 °C pro Stunde)

16 Fallbeispiele

16.6 Perkutane transluminale Koronarangioplastie

Herr D. ist ein 39-jähriger Patient, der mit Verdacht auf akutes Koronarsyndrom (→ K 65) notfallmäßig in die Klinik eingeliefert wurde. Nachdem sich in der Notaufnahme der Verdacht bestätigte, wurde er dort sofort für eine perkutane transluminale Koronarangioplastie (PTCA) vorbereitet und erfolgreich an einem Ast des R. interventricularis anterior dilatiert und mit einem Stent versorgt. Der Patient soll nun in Ihren Zuständigkeitsbereich verlegt werden.

Bearbeiten Sie das Fallbeispiel mit Blick auf die möglichen Komplikationen nach einer PTCA.

16.6 Perkutane transluminale Koronarangioplastie

- **Komplikationen im Bereich der Punktionsstelle** (Leisten- oder Ellenbeuge):
  - *Akute Blutung* (manuelle Kompresion proximal der Punktionsstelle) bei V. a. Kompartment durch Hämatom → chirurgische Entlastung
  - *Aneurysma spurium* (pulsatiles, schmerzhaftes Hämatom) operative Versorgung wegen Rupturgefahr
  - *Thrombotischer Verschluss oder Spasmus des Zugangsweges* (Femoralis oder Brachialis), häufig innerhalb der ersten Stunden nach der Intervention, bei Ischämiezeichen oder Blutung → OP
  - *Extremitätenischämie* durch Druckverband, Hämatom und/oder thromboembolischen Verschluss der Extremität (Schmerz, Blässe, Pulslosigkeit) trotz Lockerung des Kompressionsverbandes keine Verbesserung → chirurgische Thrombektomie
  - Nervenläsion
  - Entzündungen
- **Überempfindlichkeit auf Kontrastmittel**
- **Herz-Kreislauf-Kompliationen**
  - Angina pectoris
  - komplexe Arrhythmien
  - Lungenembolie (bei Dyspnoe und Thoraxschmerz ohne Hinweise auf Herzinsuffizienz)
  - Schlaganfall
  - Gefäßverletzung/Einriss

16 Fallbeispiele

16.7 MRSA

Frau G. ist 72 Jahre alt und lebt seit zwei Jahren in einem Alten- und Pflegeheim. Da Frau G. an einem schlecht heilenden Ulcus cruris aufgrund ihres Diabetes mellitus erkrankt ist, wird sie von ihrem Hausarzt in die Klinik zur Wundtherapie überwiesen. In der Ambulanz stellt der behandelnde Arzt fest, dass Frau G. eine hängende Gesichtshälfte und eine verwaschene Aussprache hat. Umgehend wird alles Notwendige im Rahmen der Schlaganfalldiagnostik veranlasst. Der Verdacht bestätigte sich, und nun soll Frau G. auf die Intensivstation aufgenommen werden. Bei der telefonischen Anmeldung wird Ihnen neben der Diagnose, den Vorerkrankungen und dem aktuellen Zustand mitgeteilt, dass die Patientin **MRSA** (*Methicillin-resistenter Staphylococcus aureus*)-positiv ist. Das Testergebnis ist erst drei Tage alt.

Bearbeiten Sie das Fallbeispiel mit Blick auf die Vorbereitung der notwendigen Hygienemaßnahmen bei MRSA-Infektion.

16.7 MRSA

- **Isolationsmaßnahmen:**
  - Einzelzimmer oder Kohortenisolation
  - Zimmerbeschriftung
  - Schutzkittel, Mundschutz, Haube, Einmalhandschuhe vor dem Zimmer bereitstellen
  - Nur notwendige Gebrauchsmaterialien im Patientenzimmer bevorraten (Absaugkatheter, Verbandmaterial), nicht benötigte Materialien aus dem Zimmer entfernen
  - Abfalltonne im Patientenzimmer bereitstellen
  - Antiseptika im und vor dem Patientenzimmer bereitstellen (Händedesinfektion nach Verlassen des Patientenzimmers)
- Information der Kollegen, Ärzte und des Reinigungspersonals
- Information der Patientin und der Angehörigen bzgl. der erforderlichen und Hygienemaßnahmen
- Untersuchungen der Patientin wenn möglich im Zimmer
- Sind innerklinische Transporte erforderlich, möglichst frisches bzw. frisch bezogenes Bett verwenden und untersuchende Stelle informieren (Untersuchung der Patientin sollte möglichst die letzte des Tages sein)

17 Spezielle Intensivpflege

17.1 Augen-, Nasen- und Mundpflege

Aufgrund ihrer Erkrankungen sind Intensivpatienten oft der Gefahr von **Augenschäden** in Form von Konjunktivitiden bis hin zu Hornhautulzerationen ausgesetzt. Mögliche Ursachen sind Überdruckbeatmung, Sedierung, Relaxierung, Bewusstlosigkeit und Medikamente. Die Indikation zur **Nasenpflege** stellt sich bei Patienten, die diese nicht selbstständig durchführen können, bei einliegender Magensonde oder Endotrachealtubus sowie bei vorhandenen Schleimhautreizungen oder -defekten. Ziel ist es, den Sekretabfluss zu gewährleisten, Druckulzerationen zu vermeiden und eine ungehinderte Nasenatmung zu fördern. Besonders bei oral intubierten Patienten sind die Selbstreinigungsprozesse der Mundhöhle und der Speichelfluss durch Sedierung und Medikamente stark reduziert. Um ein trockene Mundschleimhaut oder borkige Beläge zu vermeiden, ist eine regelmäßige **Mundpflege** daher unabdingbar.
Bei der Augen-, Nasen- und Mundpflege ist immer der entsprechende Pflegestandard der Klinik zu beachten.

Beschreiben Sie kurz die Durchführung der Augen-, Nasen- und Mundpflege beim intubierten bzw. tracheotomierten Patienten.

17.1 Augen-, Nasen- und Mundpflege

Vorbereitung: Materialien vorbereiten, Patient informieren, Patient oberkörperhoch und achsengerecht lagern, Händedesinfektion, Einmalhandschuhe anziehen

Durchführung:

- **Augenpflege**: sterile Kompresse/Tupfer an den äußeren Lidrand legen, Augenlider mit Daumen und Zeigefinger spreizen, Salbenreste mit steriler Flüssigkeit (NaCl 0,9 %) herausspülen und das Auge von außen nach innen auswaschen (Richtung Tränenkanal!). Dann das Pflegemittel (Salbe nach ärztlicher Verordnung) in den unteren Lidsack einbringen. Sterile Flüssigkeiten oder Augentropfen nur aus geringer Höhe einträufeln wegen Verletzungsgefahr der Kornea!
- **Nasenpflege**: Patient nasal absaugen mit sterilen atraumatischen Absaugkathetern (pro Naseseite einen Katheter), Einmalhandschuhe wechseln, Naseneingang mit NaCl 0,9 % getränkten Watteträgern reinigen, Schleimhaut inspizieren, Pflegemittel (Salbe) auftragen. Bei liegender nasaler Sonde Erneuerung der Fixierung (1 × täglich), Markierung beachten, Lagekontrolle!
- **Mundpflege**: Cuffdruck überprüfen, Mund-Rachenraum absaugen (steriler atraumatischer Absaugkatheter), ggf. Zähne putzen, Mundpflege mit sterilen Tupfern/Kompressen und Mundpflegeklemme (Zähne, Wangeninnenfläche, Wangentaschen, harter Gaumen und Zunge. Immer von hinten nach vorne reinigen und bei jedem Wischvorgang frischen Tupfer verwenden!). Ggf. ergänzend Tubuspflege (→ K 98)

17 Spezielle Intensivpflege

17.2 Pupillenkontrolle

Die **Pupillenkontrolle** ermöglicht, neben der allgemeinen Krankenbeobachtung, Rückschlüsse auf das intrazerebrale Geschehen (z. B. erhöhter Hirndruck oder Hirnnervenschädigung), insbesondere im zeitlichen Verlauf und in Kombination mit anderen neurologischen Kontrollen bzw. Veränderungen (z. B. zunehmende Bewusstseinseintrübung).
Die Untersuchung beinhaltet die *Beurteilung von Größe*, *Bewegung* und *Lichtreaktion* der Pupillen. Normalerweise sind beide Pupillen gleich groß (insocor). Wird eine Pupille belichtet, verengen sich *beide* Pupillen promt auf die gleiche Endgröße (konsensuelle Reaktion).
Im Rahmen der Pupillenkontrolle erfolgt auch eine Beurteilung der Skleren, um z. B. eine Gelbfärbung (Ikterus) zu erkennen. Ergänzend kann der Kornealreflex getestet werden.

Nennen Sie die unterschiedlichen Veränderungen der Pupillen und mögliche Ursachen.

17.2 Pupillenkontrolle

- **Pupillengröße**:
- **Pupillenverengung** (*Miosis*): Bei Lichteinfall (physiologisch), Medikamente (Morphin, Heroin, manche Augentropfen), Lähmung des N. sympathicus im Halsgebiet
- **Pupillenerweiterung** (*Mydriasis*): Lähmung des N. oculomotorius, ein- oder beidseitig bei intrazerebralen Blutungen, beidseitig bei erhöhtem Sympathikotonus, nach Gabe von Atropin
- **Pupillendifferenz** (*Anisocorie*): Eine Pupille ist größer als die andere. Kann angeboren (ohne Krankheitswert) oder Folge einer Erkrankung sein (insbesondere erhöhter Hirndruck)
- **Pupillenentrundung**: Erkrankungen oder Verletzungen des Auges, angeborene Hirndrucksteigerung, nach Eintritt des Todes

- **Lichtreaktion**:
  - **Verzögerte (verlangsamte) ein- oder beidseitige Lichtreaktion**
  - **Pupillenstarre** (*Lichtstarre*): ein- oder beidseitig fehlende Lichtreaktion. Mögliche Ursachen sind (massiv) erhöhter Hirndruck mit drohender Einklemmung (Verschiebung von Gehirnteilen aufgrund erhöhten Hirndrucks)

Ergänzung

Beim **Nystagmus** (Augenzittern) sind schnelle, rhythmische und unkontrollierbare Bewegungen der Augen zu beobachten. Eine genaue Fixierung während des Sehens ist den Betroffenen nur bedingt möglich.

17 Spezielle Intensivpflege

17.3 Tubus- und Tracheostomapflege

Sowohl ein liegender Endotrachealtubus als auch eine Trachealkanüle erfordern besondere Pflegemaßnahmen, um Komplikationen durch den Tubus bzw. die Trachealkanüle vermeiden bzw. frühzeitig erkennen und behandeln zu können.
Grundsätzlich ist darauf zu achten, dass das Tubus- bzw. Tracheostomalumen nicht durch zähes Sekret verlegt werden. Die gute Atemgasklimatisierung und eine korrekte Absaugtechnik (→ K 99) sollen diese Komplikation verhindern.
Bestandteil der Tubus- bzw. Tracheostomapflege ist die **Cuffdruckkontrolle**, die dazu dient, einen zu geringen Cuffdruck (Gefahr der Undichtigkeit des Beatmungssystems und Aspirationsgefahr) oder einen zu hohen Cuffdruck (Gefahr der Schleimhautschädigung im Auflagebereich) zu vermeiden.
Grundsätzlich ist bei der Tubus- bzw. Tracheostomapflege der hausinterne Standard zu beachten.

Beschreiben Sie kurz, worauf bei der Tubus- und Tracheostomapflege zu achten ist.

17.3 Tubus- und Tracheostomapflege

Cuffdruck prüfen und Lunge auf seitengleiche Belüftung auskultieren, Reintubationsmaterialien

- **Tubuspflege**:
  - Während der Tubusumlagerung Tubus mit den Händen am Unterkiefer fixieren
  - Mundwinkel auf Veränderungen inspizieren (Druckschädigungen, Rhagaden oder Aphten?)
  - Auf richtige Positionsveränderung im Rachenbereich achten (Tubus über den Zungengrund hinweg auf die gegenüberliegende Seite schieben). Rachen inspizieren
  - Markierung für Intubationstiefe kontrollieren (cm-Angabe), für adäquate Fixierung sorgen
- **Tracheostomapflege:**
  - während der Maßnahme Trachealkanüle mit einer Hand fixieren
  - ggf. um Tracheostoma herum absaugen
  - Inspektion und Beurteilung der Wundfläche
  - Bei der Reinigung des Tracheostomas darf keine Flüssigkeit in die Trachea gelangen (Aspirationsgefahr!)
  - Umgebene Haut (Halsbereich) trocken halten (Gefahr von Mazeration), Haltebändchen nicht zu straff oder zu locker anlegen
- Cuffdruck prüfen und Lunge nochmals auf seitengleiche Belüftung auskultieren

17 Spezielle Intensivpflege

17.4 Endotracheales Absaugen

Beim intubierten bzw. tracheotomierten Patienten ist die mukozilliare Clearance oft stark eingeschränkt. Da die Patienten auch nicht abhusten können, kommt es oft zu vermehrter Ansammlung von Tracheal- und Bronchialsekret. Um einen Sekretstau und evtl. Sekreteindickungen und Verkrustungen zu verhindern, muss eine regelmäßige **Bronchialtoilette** erfolgen. Dabei wird unterschieden zwischen dem *offenen endotrachealen (konventionellen) Absaugen* und dem *geschlossenen endotrachealen Absaugen* (mittels aufsetzbarem geschlossenen Absaugsystem).

Welche der folgenden Aussagen sind richtig?

1. Das Absaugen sollte so oft wie möglich erfolgen, regelmäßiges Absaugen nach einem festen Schema ist sinnvoll.
2. Indikationen für ein geschlossenes Absaugsystem sind die Beatmung mit erhöhtem PEEP (≥ 10 mmHg), Bauchlage und infektiöses Trachealsekret.
3. Der Absaugvorgang sollte zwischen 30–45 sec. andauern, daher ist keine Prä- und Postoxygenierung notwendig.
4. Das endotracheale Absaugen kann unter Umständen einen massiven Vagusreiz hervorrufen.

17.4 Endotracheales Absaugen

Antwort **2 und 4** sind richtig.

Ergänzung

Beim offenen endotrachealen Absaugen sollten sterile Einmalhandschuhe, Haube, Mundschutz und eine Einmalpflegeschürze getragen werden. Der Absaugvorgang sollte nicht länger als 10–15 sec. andauern. Tracheotomierte, wache Patienten können während des Absaugvorgangs zum Abhusten aufgefordert werden (das Absaugen ist dann etwas weniger unangenehm, zusätzlich kann dadurch eventuell Sekret aus tieferliegenden Lungenbereichen mobilisiert werden).

17 Spezielle Intensivpflege

17.5 Atemgasklimatisierung

Vervollständigen Sie die folgende Textpassage mit den unten aufgeführten Begriffen.

Aktive Befeuchtungssysteme führen der __________ unter Einsatz von elektrischer Energie Wärme und Feuchtigkeit zu. Dazu wird das Inspirationsgas über die Oberfäche oder durch erwärmtes steriles Wasser geleitet. Aktive Befeuchtungssysteme lassen sich in __________, Verdunster und Sprudler unterteilen. Die Kategorisierung ist abhängig vom jeweiligen Aggregatzustand des Wasssers (Aerosol oder Wasserdampf). Passive __________ benötigen im Gegensatz zu aktiven kein steriles Wasser und keine externe Energiequelle. Es handelt sich dabei um __________, die zwischen Tubus/Trachealkanüle und __________ (Koaxialsystem) platziert werden. Dort entzieht der Filter der __________ Wärme und Feuchtigkeit, um sie der Inspirationsluft wieder zuzuführen. Dabei muss der Filter vollständig von der Exspirationsluft durchströmt werden. Ihrer Funktion entsprechend werden sie als Wärme-Feuchtigkeits-Austauscher bezeichnet (__________, HME).

Exspirationsluft, Inspirationsluft, Beatmungssystem, heat and moisture exchanger, Vernebler, Befeuchtersysteme, Filter

17.5 Atemgasklimatisierung

Aktive Befeuchtungssysteme führen der Inspirationsluft unter Einsatz von elektrischer Energie Wärme und Feuchtigkeit zu. Dazu wird das Inspirationsgas über die Oberfäche oder durch erwärmtes steriles Wasser geleitet. Aktive Befeuchtungssysteme lassen sich in Vernebler, Verdunster und Sprudler unterteilen. Die Kategorisierung ist abhängig vom jeweiligen Aggregatzustand des Wasssers (Aerosol oder Wasserdampf). Passive Befeuchtersysteme benötigen im Gegensatz zu aktiven kein steriles Wasser und keine externe Energiequelle. Es handelt sich dabei um Filter, die zwischen Tubus/Trachealkanüle und Beatmungssystem (Koaxialsystem) platziert werden. Dort entzieht der Filter der Exspirationsluft Wärme und Feuchtigkeit, um sie der Inspirationsluft wieder zuzuführen. Dabei muss der Filter vollständig von der Exspirationsluft durchströmt werden. Ihrer Funktion entsprechend werden sie als Wärme-Feuchtigkeits-Austauscher bezeichnet (heat and moisture exchanger, HME).

Ergänzung

Die **Atemgasklimatisierung** dient der Befeuchtung, Erwärmung und Reinigung der Inspirationsluft bei beatmeten Patienten (durch die Intubation bzw. Tracheotomie entfällt die physiologische Funktion der oberen Luftwege).
Grundsätzlich sind *aktive* oder *passive Systeme* zur Atemgasklimatisierung möglich.

17 Spezielle Intensivpflege

17.6 Endotracheale Intubation

Bei der **endotrachealen Intubation** wird ein Tubus durch den Mund (*orotracheal*) oder durch die Nase (*nasotracheal*) durch durch die Stimmritze des Kehlkopfs in die Trachea vorgeschoben. Der Endotrachealtubus hält die Atemwege offen und ermöglicht dadurch die (maschinelle) Beatmung. Gleichzeitig dient er (bei geblocktem Cuff) als Aspirationsschutz.

Beschreiben Sie die Vorbereitung der erforderlichen Materialien und des Patienten für eine endotracheale Intubation.

17.6 Endotracheale Intubation

Vorbereitung der Materialien:

- Einmalhandschuhe, Stethoskop
- Laryngoskop mit unterschiedlichen Spatellängen auf Funktion prüfen
- Tubus richten und überprüfen, Ersatztuben bereithalten
- Führungsstab, ggf. Beatmungshilfsmittel (Guedl-Tubus), Magill-Zange, Blockerspritze und Cuffdruckmesser, CO_2-Indikator
- Medikamente richten (nach Arztrücksprache)
- Gesichtsmaske und HME-Filter, Beatmungsbeutel mit Sauerstoffanschluss
- Beatmungsgerät testen und bereitstellen
- Absaugeinheit prüfen und vorbereiten
- Fixationsmaterial (Pflaster, Tubusband)
- Notfallequipment (Airwaymanagement) in Reichweite positionieren

Vorbereitung des Patienten:

- Patient informieren
- venösen Zugang legen bzw. auf Durchgängigkeit prüfen und Trägerlösung anschließen
- Monitoring überprüfen (ggf. anschließen)
- Ggf. Zahnprothese entfernen
- Nüchternheit prüfen
- Patient in Rückenlage bringen, Kopf leicht erhöht lagern (Schnüffelposition)

17 Spezielle Intensivpflege

17.7 Extubation

Bei der **Extubation** wird ein oro- oder nasotrachealer Endotrachealtubus entfernt. Eine geplante Extubation wird erst durchgeführt, wenn bestimmte Kriterien überprüft bzw. erfüllt sind.

Merke: Die Extubation erfolgt grundsätzlich in *Reintubationsbereitschaft* (in den ersten Stunden nach der Extubation die notwendigen Materialien für eine erneute Intubation in Patientennähe bereithalten)!

Erläutern Sie die wichtigsten Extubationskriterien.

17.7 Extubation

Extubationskriterien:

- Schutzreflexe sind vorhanden (Husten, Schlucken)
- obere Atemwege sind frei
- suffiziente Spontanatmung ohne Erschöpfung (ausreichende Inspirationskraft, normale Atemfrequenz)
- ausreichender pulmonaler Gasaustausch, möglichst niedrige FiO_2-Konzentration (FiO_2 < 50 %)
- adäquate Bewusstseinslage (GCS mind. > 8 Punkte)
- stabile Hämodynamik
- Normothermie
- ausgeglichener Säure-Basen-Status (BGA-Werte im Normbereich). Ausnahme: Bei vorbestehenden Lungenerkrankungen werden auch abweichende Werte toleriert.

Ergänzung

Ergänzend können vor der Extubation der **RSB** (*rapid shallow breathing index*) oder der **Atemwegsokklusionsdruck** (P0.1) bestimmt werden. Die damit ermittelten Werte erlauben Aussagen darüber, ob die Spontanatmung des Patienten nach der Extubation ausreichend sein wird oder nicht. Die Messungen ersetzen jedoch die klinische Beurteilung nicht!

17 Spezielle Intensivpflege

17.8 135°-Seiten- und Bauchlagerung

Die **inkomplette** (135°-Seiten-) bzw. die **komplette Bauchlagerung** kommt bei Patienten mit massiven, nicht kardial bedingten Lungenfunktionsstörungen (z. B. ARDS) zum Einsatz. Beide Lagerungsarten können wesentlich dazu beitragen, den gestörten Gasaustausch zu verbessern.

Erläutern Sie kurz die Wirkungsweise der inkompletten (135°-Seiten-) bzw. der kompletten Bauchlagerung.

17.8 135°-Seiten- und Bauchlagerung

Wirkungen der inkompletten (135°-Seiten-) bzw. der kompletten Bauchlagerung:

- Atelektatische Lungenbereiche (meist dorsobasal) werden wieder besser belüftet (Umkehr des Ventilations-Perfusionsverhältnis) → Verringerung des intrapulmonalen Rechts-links-Shunt → Anstieg des Sauerstoffpartialdrucks
- Erhöhung der Compliance
- Sekretdrainage aus den dorsobalsalen Lungenbereichen

Die (inkomplette) Bauchlagerung sollte möglichst für mindestens 12 Stunden belassen werden. Dabei kann es insbesondere zu Beginn zu Veränderungen des Beatmungsdrucks kommen (ggf. ist ein erneuter PEEP-Trial erforderlich).

Ergänzung

Das Ventilations-Perfusionsverhältnis ist nicht überall in der Lunge gleich, sondern in den oben liegenden Lungenabschnitten höher (*oben liegende Lungenabschnitte* sind *besser ventiliert*, aber *schlechter perfundiert*) und in den unten liegenden Lungenabschnitten geringer (*unten liegende Lungenabschnitte* sind *besser perfundiert*, aber *schlechter ventiliert*). Ein optimales Ventilations-Perfusionsverhältnis herrscht nur in den mittig liegenden Lungenabschnitten. Die Inhomogenität dieses **3-Zonen-Modell nach West** ist im Sitzen besonders ausgeprägt.

17 Spezielle Intensivpflege

17.9 V-, A-, T-, I-Lagerungen

Unter der Bezeichnung **V-, A-, T-, I-Lagerungen** sind vier verschiedene Lagerungsarten zusammengefasst, die jeweils nach der Form der dazu benutzten Lagerungskissen benannt sind. Der Patient liegt dabei auf den buchstabenartig geformten Kissen.
Die generelle 30–45°-Oberkörper-Hochlagerung zur Vermeidung von ventilatorassoziierten Pneumonien und zur Verbesserung der FRC ist auch während einer V-, A-, T- oder I-Lagerung beizubehalten.

Erläutern Sie kurz die Wirkungsweise der V-, A-, I- und T-Lagerung.

17.9 V-, A-, T-, I-Lagerungen

Bei den V-, A-, T-, I-Lagerungen werden bestimmte Lungenbereiche durch Hohllagerung gedehnt und dadurch besser belüftet:

- **V-Lagerung** verbessert die Belüftung der basalen Lungenabschnitte
- **A-Lagerung** verbessert die Belüftung der oberen Lungenabschnitte (Lungenspitzen)
- **T- und I-Lagerung** dehnen den gesamten Brustkorb, dadurch bessere Belüftung aller Lungenbereiche

Ergänzung

Die V-, A-, T-, I-Lagerungen sind für die Patienten relativ unangenehm und werden meist nicht länger als ca. 15–20 Minuten toleriert.

17 Spezielle Intensivpflege

17.10 Kinästhetik und Basale Stimulation

Die Bezeichnung **Kinästhetik** setzt sich aus den beiden griechischen Wörtern „kinesis" (Bewegung) und „aesthesie" (Wahrnehmung) zusammen. Das Konzept der Kinästhetik befasst sich mit der Lehre menschlicher Bewegungen bzw. Bewegungsabläufe. Sie stellt ein Instrument zur Analyse und Bewertung von menschlichen Bewegungsmustern des täglichen Lebens dar.
Die **Basale Stimulation** unterstützt die gezielte Förderung von Menschen mit eingeschränkter Wahrnehmung (z. B. desorientierte oder komatöse Patienten) mittels positiver Reizsetzung. Der positive Stimulus provoziert Reaktionen, die sonst nicht stattgefunden hätten. Stimulierende Maßnahmen sind leicht und schnell in den pflegerischen Alltag integrierbar.

Erläutern Sie kurz die sechs Blickwinkel, die dem kinästhetischen Prinzip zugrunde liegen, und die stimulierbaren Wahrnehmungsbereiche der Basalen Stimulation.

17.10 Kinästhetik und Basale Stimulation

Sechs Blickwinkel (*kinästhetisches Prinzip*):
- Interaktion (Bewegungssteuerung)
- funktionale Anatomie (Instrument der Bewegung)
- menschliche Bewegung (Bewegung ausführen)
- menschliche Funktion (Bewegungsabsicht)
- Anstrengung (Arbeit, Sicherheit, Leistung)
- Umgebung (beeinflussende Faktoren, extrinsisch)

Stimulierbare Wahrnehmungsbereiche:
- somatisch, vibratorisch, vestibulär (z. B. ASE, Vibrationsmassage, stimulierende Waschung)
- oral/nasal (z. B. bekannte Gerüche oder Geschmack)
- akustisch (z. B. bekannte Lieblingsmusik)
- taktil-haptisch (z. B. Greifen eines Balls)
- visuell (z. B. Bilder von Angehörigen)

17 Spezielle Intensivpflege

17.11 Schmerzbeobachtung und -einschätzung

Viele Patienten auf der Intensivstation sind von akuten, starken Schmerzen betroffen, können dies aber nicht mitteilen, z. B. weil sie (wegen der Intubation) nicht sprechen können und/oder aufgrund ihrer Erkrankung Bewusstseinsstörungen vorliegen. Deshalb ist es sehr wichtig, dass die Pflegenden die Patienten auf klinische Zeichen für Schmerzen hin beobachten.

Erläutern Sie kurz das klinische Bild eines Patienten mit akuten starken Schmerzen.

17.11 Schmerzbeobachtung und -einschätzung

Klinische Zeichen für akute starke Schmerzen sind:
Verzerrte Mimik, gekrümmte Haltung, Stöhnen, erweiterte Pupillen, Schweißigkeit, Tachykardie, Hypertonus, blasse Gesichtsfarbe, Unruhe, Tachypnoe, Tränenfluss, Reiben an der schmerzenden Stelle, Versuch von Schmerzäußerungen

Ergänzung

Zur Bewertung der Schmerzintensität bzw. der Wirkung verabreichter Analgetika können **Bewertungsskalen** eingesetzt werden:

- **Eindimensionale Skalen**, z. B. visuelle Analogskala (VAS), smiley analogue scale (SAS) oder nummerische Rangskala (NRS), machen Aussagen über die *Schmerzquantität* (Schmerzstärke). Sie erfordern jedoch zwingend die Mitarbeit des Patienten, was für viele Beatmungspatienten nicht möglich ist.
- **Mehrdimensionale Skalen**, z. B. Brief Pain Inventory (BPI), Tagesfragebogen oder Schmerztagebücher, bewerten die *Schmerzqualität* (Schmerzart). Auch hier ist die Mitarbeit des Patienten erforderlich.
- Die *Behavioral Pain Scale* (BPS) ist ein Beispiel für eine Bewertungstabelle, die ohne die Mitarbeit des Patienten auskommt. Dabei werden der Gesichtsausdruck, Bewegungen der oberen Extremitäten und die Adaption des Patienten an den Respirator bewertet.

17 Spezielle Intensivpflege

17.12 Schmerztherapie

Akute Schmerzen haben ein absehbares Ende. Sie dauern i. d. R. längstens drei Monate an und haben eine warnende und schützende Funktion.
Chronische Schmerzen sind definiert als Schmerzzustand, der länger als drei Monate anhält. Meist spielen somatische, psychische und soziale Faktoren bei chronischen Schmerzen eine große Rolle und sollten daher in der Therapie berücksichtigt werden.

Welche der folgenden Aussagen sind richtig?

1. Über eine PCA-Pumpe kann sich der Patient selbstständig ein Schmerzmittel verabreichen.
2. Die Kombination von stark- und schwachwirksamen Opioiden ist immer sinnvoll.
3. Als präemptive Analgesie bezeichnet man die Analgetikagabe vor dem Schmerzereignis.
4. Bei der PDA werden immer nur Boli zur Schmerzlinderung verabreicht.

17.12 Schmerztherapie

Antwort **1 und 3** sind richtig.

Ergänzung:

Die **WHO** empfiehlt zur Schmerztherapie ein dreistufiges **Schema**:

- **Stufe 1:** Nicht-opioides Analgetikum, ggf. in Kombination mit Adjuvanzien
- **Stufe 2:** Schwaches Opioid, ggf. in Kombination mit nicht-opioiden Analgetika und/oder Adjuvanzien
- **Stufe 3:** Starkes Opioid, ggf. in Kombination mit nicht-opioiden Analgetika und/oder Adjuvanzien

Eine Kombination der Stufen 2 und 3 ist nicht zu empfehlen, da die schwachwirksamen Opioid-Analgetika den Wirkeffekt von starkwirksamen Opioiden aufheben können (antagonistische/teilantagonistische Wirkung).

17 Spezielle Intensivpflege

17.13 Drainagen

Drainagen dienen in erster Linie dem Ableiten von pathologischen Sekreten (z.B. Eiter) oder Körperflüssigkeiten (z.B. Blut). Sie stellen eine Form der Behandlung und Überwachung dar. Man unterscheidet grob zwischen *Schwerkraftdrainagen*, bei denen das abzuleitende Sekret passiv (mittels Schwerkraft), und *Saugdrainagen*, bei denen das abzuleitende Sekret aktiv (mittels Sog) aus dem Körper abgeleitet wird.
Die **externe Ventrikeldrainage** (EVD) liegt im 1. und/oder im 2. Seitenventrikel. Über die EVD kann Liquor drainiert und der Hirndruck gemessen werden.

Welche der folgenden Aussagen ist richtig?

1. Die Bülaudrainage dient der Ableitung von Blut, Sekret und Luft aus der Pleurahöhle.
2. Die externe Ventrikeldrainage (EVD) wird im 3. oder 4. Ventrikel eingelegt.
3. Die Monaldidrainage ist ein Pleurakatheterset mit Einwegdrainageeinheit.

17.13 Drainagen

Antwort **1** ist richtig.

Ergänzung

Pleuradrainagen (*Thoraxdrainagen*) unterscheiden sich abhängig vom Zweck der Drainage:

- **Bülaudrainagen** dienen der Ableitung von Blut, Sekret und Luft aus der Pleurahöhle. Sie sind im 5.–6. ICR (vordere bis mittlere Axillarlinie) lokalisiert.
- **Monaldidrainagen** dienen der Ableitung von Luft aus dem Pleuraspalt. Sie sind dünnlumiger als Bülaudrainagen und im 2.–3. ICR (vordere Medioclavicularlinie) lokalisiert.

Im Umgang mit Pleuradrainagen beachten:

- Drainagebehälter nicht über Patientenniveau heben, um einen Sekretrückfluss zu verhindern.
- Bei Überdruckbeatmung sollte die Thoraxdrainage nicht abgeklemmt werden (Gefahr eines Spannungspneumothorax!).
- Drainageschlauchsystem immer so aufhängen, dass ungehinderter Sekretabfluss gewährleistet ist (keine Knicke oder Siphons).
- Kein Sog nach Pneu- oder Lobektomien (Gefahr von Mediastinalverschiebungen)!
- Der interne Sog der Drainagen hält maximal eine Stunde und ist nur für den kurzfristigen Patiententransport gedacht.
- Immer 1 Thoraxklemme am Patientenbett bereithalten.

17 Spezielle Intensivpflege

17.14 Übergabecheck

Im Rahmen der Übergabe eines Patienten auf der Intensivstation von einer Pflegenden an eine andere findet ein **Übergabecheck** statt, bei dem die übernehmende Pflegende eine Reihe (meist stationsintern) festgelegter Kontrollen vornimmt. Dies dient der Sicherheit des Patienten und der Pflegenden und trägt wesentlich dazu bei, Risiken zu erkennen und zu verhindern.

Erläutern Sie kurz, was ein Übergabecheck beinhaltet.

17.14 Übergabecheck

- **Allgemeine Patientenkontrolle**: ggf. Informationen bzgl (Vor)Erkrankungen und OP's, Allgemeinzustand (einschließlich Bewusstseinslage), Kreislaufsituation, Zugänge, Sonden und Drainage, Wunden und Verbände, Ausscheidungen, aktuelle Laborwerte
- **Medikamente und Infusionen**: Bestückung und Laufgeschwindigkeiten überprüfen
- **Monitorüberwachung**:
  - Überprüfung der Alarmgrenzen (HF, RR, SpO_2, AF, Temp.)
  - Lagekontrolle und Nullabgleich der arteriellen Blutdruckmessung
  - Ggf. Kontrolle des erweiterten oder speziellen Monitorings (Einstellparameter, Alarmgrenzen und Funktion) z. B. EVD, CVVH, Pulmonalarterienkatheter, PICCO
- **Atmung/Beatmung**:
  - Lagekontrolle Tubus bzw. Trachealkanüle (mit Auskultation), Cuffkontrolle
  - Respiratoreinstellungen (incl. Alarmgrenzen), Atemgasklimatisierung
  - Beatmungsbeutel und -maske, Sauerstoffanschluss
  - Absaugeinheit auf Funktionstüchtigkeit prüfen, Absaugmaterial bereithalten
- **Notfallequipment** (im Patientenzimmer oder zentral für die Station), z. B. Laryngoskop, Ersatztuben/Trachealkanülen, Führungsstab, Stethoskop, Blockerspritze, Gesichtsmasken, Guedel-Tuben, Magillzange, Gleitmittel, Notfallmedikamente (Vollständigkeit, Verfallsdatum)

17 Spezielle Intensivpflege

17.15 Transport eines Intensivpatienten

Viele Untersuchungen (z. B. CT) oder therapeutische Maßnahmen (z. B. OPs) können nicht auf der Intensivstation vorgenommen werden, d. h. der Intensivpatient muss innerhalb der Klinik transportiert werden. Für die Vor- und Nachbereitung sowie für die Durchführung des Transports sind die Pflegenden zusammen mit dem zuständigen Arzt verantwortlich.
Dabei ist zu berücksichtigen, dass während des Transports einerseits sowohl die notwendigen Therapie- und Überwachungsmaßnahmen weitergeführt als auch eventuelle Komplikationen behandelt werden müssen, andererseits das mitgeführte Equipment übersichtlich gehalten werden sollte.

Erläutern Sie kurz die Vorbereitung des innerklinischen Transports eines beatmeten Intensivpatienten.

17.15 Transport eines Intensivpatienten

- Ggf allgemeinen Überblick über die Situation des Patienten verschaffen und klären, *wann* und *wo* die Untersuchung/Behandlung stattfindet. Ggf. Unterstützung durch erfahrene Arbeitskollegen einfordern
- Abklären, welche **Therapiemaßnahmen** (z. B. Katecholamine, Sedativa) unterbrochen werden können und welche während des Transports weitergeführt werden müssen. Infusionen und Injektomaten auf ein Minimun reduzieren
- Art und Dauer der **Transport-Beatmung** klären (Transportrespirator oder geeigneter Intensivrespirator)
  - Ggf. Funktionskontrolle des gewählten Respirators; Sauerstoffvorrat überprüfen (*Flascheninhalt [Liter] x Flascheninnendruck = Sauerstoffvorrat [Liter]*)
  - Berechnen, wie lange der Sauerstoffvorrat reicht. Ggf. klären, ob der Respirator am Untersuchungs-/Behandlungsort an die zentrale Gasversorgung angeschlossen werden kann. Ggf. Ersatz-Sauerstoffflasche mitführen
  - Vor dem Transport BGA-Kontrolle, Auskultation der Lunge (Lagekontrolle Tubus bzw. Trachealkanüle), Fixierung prüfen
- **Monitorüberwachung**: Geeigneten Transportmonitor auswählen, Funktionsprüfung vornehmen, Akkus prüfen, ggf. Ersatzakku und/oder Netzkabel mitnehmen
- **Notfallequipment** mitführen (Medikamente, ggf. Notfallrucksack, ggf. Defibrillator, ggf. transportable Absaugung, Beatmungsbeutel, Stethoskop)

17 Spezielle Intensivpflege

17.16 Reanimationsrichtlinien

Eine **Reanimation** ist ein Komplex an Maßnahmen, die dazu dienen, einen Atem- oder Kreislaufstillstand aufzuheben. Die Reanimation gliedert sich in:

1. Lebensrettende Sofortmaßnahmen (BLS = *basic life support*): Erkennen von kritischen Herz-Kreislaufsituationen, Absetzen eines Notrufes, Freimachen der Atemwege und Einsatz eines AED (automatisierter externer Defibrillator)
2. Erweiterte lebensrettende Maßnahmen (ACLS = *advanced cardiac life support*). Diese beinhalten aufbauend auf den BLS: Applikation von Notfallmedikamenten, Intubation und Einsatz eines Defibrillators.

Ziel ist die Wiederherstellung eines suffizienten Spontankreislaufs.
Die Reanimationsrichtlinien werden vom *European Resuscitation Council* (ERC) regelmäßig evaluiert und alle fünf Jahre ggf. mit Änderungen neu veröffentlicht. Den Richtlinien liegen wissenschaftliche Untersuchungen zugrunde (www.erc.edu).

Erläutern Sie kurz die Anwendung der Notfallmedikamente nach den Reanimationsrichtlinien 2010.

17.16 Reanimationsrichtlinien

- **Suprarenin:** alle 3–5 Min 1 mg
  - bei Asystolie/PEA (pulslose elektrische Aktivität, elektromechanische Entkoppelung) sofort
  - bei Kammerflimmern/pulsloser ventrikülärer Tachykardie ab der dritten erfolglosen Defibrillation
- **Amiodaron:** 300 mg bei Kammerflimmern oder pulsloser ventrikulärer Tachykardie nach der dritten erfolglosen Defibrillation, bei persistierender/rekurrierender Symptomatik erneut 150 mg und eine Infusion mit 900 mg über 24 Stunden
- **Bikarbonat:** bei V. a. Hyperkaliämie oder Intoxikation mit trizyklischen Antidepressiva (50 mmol, bei Bedarf wiederholen)
- **Firbinolyse:** bei V. a. Lungenembolie unter Fortsetzung der CPR für mind. 60–90 Min.

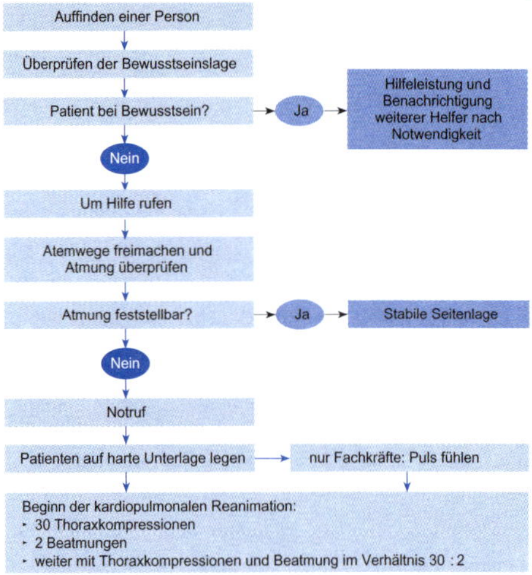

Abb. 17.1 Reanimationsalgorithmus ERC.

Nicht mehr empfohlen werden Atropin (kein Nutzen nachweisbar) und Magnesium.

18 Intensivmedizinische Überwachung

18.1 Standard-Monitoring

Unter dem Begriff **Monitoring** (monere = mahnen, ermahnen) versteht man im medizinischen Sinn die kontinuierliche Erfassung von Vitalparametern. Darüber hinaus dient es der Aufzeichnung, Verarbeitung und Speicherung der erhobenen Werte. Dabei ist zu bedenken, dass die apparativ erfassten Daten alleine nicht aussagekräftig genug sind, um die Gesamtsituation beurteilen zu können, sondern im Zusammenhang mit der klinischen Beobachtung (Krankenbeobachtung) zu sehen sind.
Das **Standard-Monitoring** besteht i. d. R. aus der Pulsoxymetrie, der nichtinvasiven Blutdruckmessung (NIBP), der EKG-Überwachung mit Herzfrequenz und der Messung der Atemfrequenz.

Erläutern Sie kurz die EKG-Ableitung nach Einthoven und das Funktionsprinzip der Pulsoxymetrie.

18.1 Standard-Monitoring

Ableitung nach Einthoven: Die bipolare (gemessen wird zwischen zwei Polen) Extremitätenableitung nach Einthoven misst die Frontalebene des Herzens aus drei Blickwinkeln (Ableitung I–III). Dabei werden die Elektroden nach dem Ampelsystem (rot, gelb, grün), beginnend mit rot (re. Brust 3–4. ICR) über gelb (li. Brust 3–4. ICR) bis grün (5. ICR; vordere mittlere Axillarlinie li.) angelegt. Ableitung I misst die Strecke zwischen rot und gelb, Ableitung II zwischen rot und grün und Ableitung III zwischen gelb und grün.
Im Allgemeinen wird die Ableitung II (zwischen rot und grün) bevorzugt, da sie die querverlaufende, frontale Strecke des Herzens misst.
Funktionsprinzip der Pulsoxymetrie: Die Pulsoxymetrie ist ein nichtinvasives Verfahren zur indirekten Bestimmung der Sauerstoffsättigung des arterialisierten Blutes (SpO_2, pulsoxymetrische/partielle Sauerstoffsättigung). Gemessen wird mit einem Sensor (*Clip* oder Klebesensor), der vorzugsweise an den Fingern, Zehen oder Ohrläppchen befestigt wird. Der Sensor hat zwei Seiten (Lichtquelle und gegenüberliegender Fotosensor). Gemessen wird, wieviel Licht durch das Oxyhämoglobin und Desoxyhämoglobin absorbiert wurde. Daraus wird der Anteil des gesättigten Hämoglobins errechnet und in Prozent angezeigt (SpO_2 = Oxyhämoglobin im Verhältnis zum Gesamt-Hämoglobin, Formel: $SpO_2 = HbO_2 \div HbO_2 + Hb$).

18 Intensivmedizinische Überwachung

18.2 Arterielle Blutdruckmessung

Bei der **arteriellen Blutdruckmessung** (auch direkte, invasive Blutdruckmessung oder *invasive blood pressure,* kurz *IBP*) wird der Blutdruck – im Gegensatz zur konventionellen (nichtinvasiven, indirekten) Blutdruckmessung (*non-invasive blood pressure*, kurz *NIBP*) – über eine in eine Arterie eingeführten Katheter gemessen, der mit einem Druckwandler (Transducer) verbunden ist. Der Arterienkatheter wird in Seldingertechnik in eine periphere Arterie eingeführt, meist A. radialis, selten A. brachialis, A. femoralis, A. dorsalis pedis.
Die *Vorteile* der direkten Blutdruckmessung gegenüber der indirekten Methode sind:

- Kontinuierliche Überwachung und Aufzeichnung des Blutdrucks, d.h. Schwankungen können sofort erkannt und behandelt werden.
- Zusätzlich kontinuierliche Berechnung und Aufzeichnung des mittleren arteriellen Blutdrucks (MAD); dies ist bei manchen Erkrankungen relevant, z.B. bei erhöhtem Hirndruck.

Darüberhinaus bietet die arterielle Kanülierung die Möglichkeit, arterielles Blut für BGA-Kontrollen entnehmen zu können, ohne den Patienten dafür punktieren zu müssen.

Nennen Sie Indikationen und Kontraindikationen für die arterielle Blutdruckmessung.

18.2 Arterielle Blutdruckmessung

Indikationen für eine arterielle Blutdruckmessung sind:
- hämodynamische Instabilität, Schockzustände
- große operative Eingriffe
- vasoaktive Medikamente (Katecholamine)
- Erkrankungen bzw. Therapien, die eine kontinuierliche MAD-Aufzeichnung erfordern, z. B. Schädel-Hirn-Trauma

Bei akuter Gasaustauschstörung, maschineller Beatmung einschließlich Beatmungsentwöhnung wird eine arterielle Kanüle vor allem wegen der regelmäßig erforderlichen BGA-Kontrollen benötigt. Die kontinuierliche Blutdruckmessung steht dabei weniger im Vordergrund.

(Relative) **Kontraindikationen** sind:
- lokale Infektionen am Punktionsort
- Z. n. Gefäß-OP der zu punktierenden Arterie
- periphere arterielle Verschlusskrankheit
- hämorrhagische Diathese (gesteigerte Blutungsneigung)
- Antikoagulationstherapie (Quick-Wert sollte nicht unter 70 % liegen)
- Thrombolyse

18 Intensivmedizinische Überwachung

18.3 Zentralvenöser Katheter

Mit einem **zentralvenösen Katheter (ZVK)** kann kontinuierlich oder intermittierend der zentralvenöse Druck (Druck im klappenlosen Teil der V. cava superior bis Einmündung rechter Vorhof) gemessen werden. Dies erlaubt Rückschlüsse auf das zirkulierende Blutvolumen, die Leistung des rechten Herzens und den Gefäßtonus.

Vervollständigen Sie folgende Textpassage mit den unten aufgeführten Begriffen.

Die Indikationen für einen ZVK sind die __________ bei instabilen Patienten, große Operationen und die Verabreichung __________ (z. B. Katecholamine). Als Standard in der Intensivmedizin wird der dreilumige ZVK verwendet. Dieser verfügt über einen __________, __________ und __________ Schenkel. Der distale Schenkel eignet sich aufgrund seiner __________ Lumenöffnung zur Messung des __________ Drucks (Normwert: 2–12 $cmH_2O \triangleq 1–9$ mmHg). Häufige Punktionsorte für einen ZVK sind die V. jugularis interna/externa, V. subclavia und V. femoralis.

distalen, Hypovolämie, zentralvenösen, vasoaktiver Medikamente, medialen, herznahen, proximalen

18.3 Zentralvenöser Katheter

Die Indikationen für einen ZVK sind die Hypovolämie bei instabilen Patienten, große Operationen und die Verabreichung vasoaktiver Medikamente (z. B. Katecholamine). Als Standard in der Intensivmedizin wird der dreilumige ZVK verwendet. Dieser verfügt über einen proximalen, medialen und distalen Schenkel. Der distale Schenkel eignet sich aufgrund seiner herznahen Lumenöffnung zur Messung des zentralvenösen Drucks (Normwert: 2–12 cmH_2O ≙ 1–9 mmHg). Häufige Punktionsorte für einen ZVK sind die V. jugularis interna/externa, V. subclavia und V. femoralis.

Ergänzung

Der **Shaldon-Katheter** wird ähnlich wie der ZVK in der Regel über die rechte V. jugularis interna oder V. subclavia in die V. cava superior eingeführt (ggf. Platzierung in der Femoralvene möglich). Wegen seiner deutlich geringeren Länge gelangt er nicht bis vor den rechten Vorhof. Daher ist eine ZVD-Messung nicht möglich. Er besitzt einen roten (arteriellen) und einen blauen (venösen) Schenkel und wird häufig für die Akutdialyse verwendet.

18 Intensivmedizinische Überwachung

18.4 PiCCO-Katheter

Die **PiCCO**-Technologie (*Pulse Contour Cardiac Output*) bedient sich der Methoden der Thermodilution und der Pulskontouranalyse. Dabei wird über einen herznahen Katheter (ZVK) ein definiertes gekühltes Volumen appliziert, welches den Körperkreislauf durchläuft. An dem arteriell platzierten PiCCO-Katheter wird die Temperatur des vorbeiströmenden (gekühlten) Blutes gemessen und somit die Thermodilutionskurve erstellt. Mittels der Pulskontouranalyse kann das HZV errechnet werden. Der PiCCO-Katheter kann auch zur arteriellen Blutdruckmessung genutzt werden.

Nennen Sie die wichtigsten Parameter, die über den PiCCO-Katheter und PAK ermittelt werden können.

18.4 PiCCO-Katheter

Wichtige, über den PiCCO-Katheter gemessene **Parameter** und ihre **Normwerte**:

- **HI/CI** (Herzindex/Cardiac-Index) 3,0–5,0 l/Min/m^2
- **SVI** (Schlagvolumen-Index) 40–60 ml/m^2
- **GEDI** (global enddiastolischer Volumenindex) 680–800 ml/m^2
- **ITBI** (intrathorakaler Blutvolumenindex) 850–1.000 ml/m^2
- **ELWI** (extravaskulärer Lungenwasserindex) 3,0–7,0 ml/kg
- **PVPI** (pulmonal-vaskulärer Permeabilitätsindex) 1,0–3,0
- **SVV** (Schlagvolumen Variation) ≤10 %
- **PPV** (Pulsdruck Variation) ≤10 %
- **GEF** (globale Ejektionsfraktion) 25–35 %
- **CFI** (kardialer Funktionsindex) 4.5–6.5 1/Min.
- **MAP** (mittlerer arterieller Druck) 70–90 mmHg
- **SVRI** (systemisch-vaskulärer Widerstandsindex) 1.700–2.400 dyn * s * cm – 5 * m^2

18 Intensivmedizinische Überwachung

18.5 Pulmonalarterieller Katheter

Mittels eines **pulmonalarteriellen Katheters** (**PAK**, *Swan-Ganz-Katheter*) kann der im rechten Herzen (rechter Vorhof und rechte Kammer) sowie in der Pulmonalarterie herrschende Druck gemessen und Rückschlüsse auf die linksventrikuläre Leistung und den Wasserhaushalt des Körpers gezogen werden.
Der Pulmonalarterien-Katheter wird über eine zentrale Vene (z. B. V. jugularis interna) durch den rechten Vorhof (Atrium) und die rechte Herzkammer (Ventrikel) in die A. pulmonalis vorgeschoben. Zur Ermittlung des *Wedge-Drucks* (Lungenkapillarenverschlussdruck, *pulmonal capillary wedge pressure, PCWP*) muss der Ballon des PAK in der Pulmonalarterie geblockt werden. Der Pulmonalarterienkatheter bietet außerdem die Möglichkei, Blut für eine gemischtvenöse Blutgasanlyse zu entnehmen.

Nennen Sie die möglichen Komplikationen eines Pulmonalarterienkatheters.

18.5 Pulmonalarterieller Katheter

Mögliche Komplikationen beim Platzieren des PAK bzw. bei liegendem PAK:
- arterielle Punktion; Pneumothorax
- Nervenläsionen; Luftembolie
- Herzrhythmusstörungen (supraventrikulär, ventrikulär); Klappenschädigung/Perforation
- Knotenbildung
- Lungeninfarkt; Pulmonalarterienruptur

Ergänzung

Norm-Messwerte, die über den Pulmonalarterienkatheter ermittelt werden können:
- ZVD (1–9 mmHg)
- Pulmonalarteriendruck (**PAP**, systolisch 16–30 mmHg, mittel 9–18 mmHg, diastolisch 4–13 mmHg)
- Lungenkapillarenverschlussdruck (Wedge-Druck, **PCWP** 5–16 mmHg)
- **HZV** (4,5–6 l/Min.)
- Kerntemperatur

Rechnerische Größen:
- **SVR** (system-arterieller Widerstand) 900–1.400 dyn * s * cm^{-5}
- **PVR** (pulmonal-arterieller Widerstand) 150–250 dyn * s * cm^{-5}
- CO_2 Transport

18 Intensivmedizinische Überwachung

18.6 Intraaortale Ballonpumpe

Die **intraaortale Ballonpumpe** (**IABP**) ist ein an einem Katheter befestigter zylinderförmiger Ballon. Der Katheter wird in Seldingertechnik über die A. femoralis in die Aorta descendens eingeführt und dort zwischen der linken A. subclavia und den Nierenarterien platziert.
Jeweils während der Diastole wird der Ballon aufgepumpt (*intraaortale Ballongegenpulsation*), dadurch kann das Blut nicht in die darunterliegenden Körperregionen abfließen. Dies soll den linken Ventrikel entlasten und unterstützen und damit eine inuffiziente Herztätigkeit ausgleichen.

Welche der folgenden Aussagen sind richtig?

1. Die intraaortalen Ballongegenpulsation soll die myokardiale Sauerstoffversorgung verbessern und den myokardialen Sauerstoffverbrauch verringern.
2. Der Ballon wird während der Systole mit Helium gefüllt.
3. Die Triggerung zur Ballondilatation erfolgt mittels EKG-Steuerung (R-Zacke) oder über den arteriellen Blutdruck.
4. Die häufigste Komplikation der IABP die Mangeldurchblutung der Beine.

18.6 Intraaortale Ballonpumpe

Antworten **1, 3 und 4** sind richtig.

Ergänzung

Indikationen für die IABP sind:
Kardiogener Schock, instabile Angina pectoris, (perioperatives) Low-Cardiac-Output-Syndrom (LOS), Komplikationen des akuten myokardialen Herzinfarkts, Entwöhnung vom kardiopulmonalen Bypass, akute mechanische Komplikationen (z. B. bei Ventrikelseptumdefekt)
Kontraindikationen:
Aortenklappeninsuffizienz, Aortendissektion, Aortenaneurysma
Die pAVK gilt als relative Kontraindikation.

18 Intensivmedizinische Überwachung

18.7 BIS-Monitoring

Der **bispektrale Index** (**BIS**) dient zur Ermittlung der Sedierungs- bzw. Narkosetiefe. Dabei wird ein kontinuierliches EEG abgeleitet, analysiert und als Zahlenwert auf einer Skala von 0–100 dargestellt:

- 100–85: Patient ist wach, Erinnerung vorhanden
- 85–65: Sedierung
- 60–40: mäßig bis tiefe Hypnose (empfohlene Sedierungstiefe für die Allgemeinanästhesie)
- ‹ 30: Koma
- 0: keinerlei Signale, EEG-Nulllinie

Nennen Sie die Vorteile des BIS-Monitoring.

18.7 BIS-Monitoring

Vorteile:

- bessere individuelle Dosierung der Anästhetika
- bessere hämodynamische Stabilität
- ggf. vermindertes Awareness-Risiko (intraoperative Wachheit)
- schnelleres Erwachen aus der Narkose

Ergänzung

Unabhängig von der anästhesierenden Substanz beschreibt der BIS den Zusammenhang zwischen EEG-Mustern und Narkosetiefe. Dabei steht die zerebrale Funktionen im Vordergrund, nicht die Konzentration des Anästhetikums.

19 Medikamente

19.1 Sedativa

Sedativa (*Beruhigungsmittel*) dämpfen die Funktionen des zentralen Nervensystems. Bekommt der Patient gleichzeitig *Analgetika* (Schmerzmittel) verabreicht, spricht man von einer **Analgosedierung**. Diese Kombination ist bei vielen Intensivpatienten erforderlich und soll zum einen Schmerzen (z. B. postoperative) ausschalten, zum anderen Angst, Unruhe und Spannungszustände dämpfen. Dabei sollte die Sedierung nur so tief wie notwendig sein (zu tiefe Sedierung vermeiden), d. h. sie muss regelmäßig der aktuellen Patientensituation angepasst werden.
Bei der Behandlung von Drogen-Entzugssymptomen (z. B. Alkohol- oder Opioidentzug) wird in der Intensivmedizin auch **Clonidin** (z. B. Catapresan®) eingesetzt, ein Arzneimittel, das eigentlich der Therapie einer arteriellen Hypertonie dient. Clonidin senkt den Sympathikotonus und steigert den Vagotonus. Insbesondere die Senkung des Sympathikotonus hat bei Drogenentzugssymptomatik eine sedierende Wirkung auf den Patiente (Cave: relativ lange Anschlagszeit von ca. 20 Minuten).

Erläutern Sie kurz die Wirkungen von Midazolam, Propofol und Thiopental.

19.1 Sedativa

Substanz	Wirkungen	Besonderheiten, Einsatzbereiche	Nebenwirkungen und Komplikationen
Midazolam kurzwirksames, wasserlösliches Benzodiazepin	• Anxiolyse • anterograde Amnesie • antikonvulsiv	oft verwendet zur Prämedikation	• Erschlaffung der Schlundmuskulatur • Atemdepression
Propofol kurzwirksames, lipophiles Narkotikum	• beruhigend • entspannend • hirndrucksenkend • ggf. sexuell enthemmend	oft verwendet bei kurzen Eingriffen oder Interventionen (z. B. Brochoskopie)	• Venenreizung • Blutdruckabfall • Atemdepression • Apnoe
Thiopental kurzwirksames Barbiturat	• sedierend • hirndrucksenkend • antiepileptisch	• rasche Anreicherung in Gehirn, Herz, Leber und Niere, Umverteilung in Muskel und Bindegewebe sowie Anhäufung im Fettgewebe • Ultima Ratio bei Status epilepticus	• Blutdruckabfall • Reflextachykardie • Atemdepression • Atemstillstand • Venenreizung

Tab. 19.1 Wirkungen der Sedativa Midazolam, Propofol und Thiopental (keine Analgesie, Verstoffwechslung in der Leber)

19 Medikamente

19.2 Opioide

Unter dem Begriff **Opioide** („dem Opium ähnlich“) sind Stoffgruppen zusammengefasst, die entweder natürlichen oder synthetischen Ursprungs sind und morphinartige Eigenschaften aufweisen. Sie hemmen im Gehirn und an den schmerzverarbeitenden Neuronen auf Rückenmarksebene die neurale Weiterleitung, indem sie die Opiatrezeptoren besetzen (analgetische Komponente).

Erläutern Sie kurz die Wirkung, Wirkstärke und Nebenwirkungen von Fentanyl, Remifentanyl und Sufentanil.

19.2 Opioide

Opioid	Wirkung	Analgetische Potenz im Verhältnis zu Morphium	Besonderheiten	Nebenwirkungen und Komplikationen
Fentanyl	• analgetisch • hypnotisch	125 × höher	• schneller Wirkungseintritt • Kumulation	• Atemdepression • Übelkeit, Erbrechen • Miosis • Thoraxrigiditiät • Blutdruck- und Herzfrequenzabfall • dämpft Hustenreflex
Remifentanil	• analgetisch	125 × höher	• lyophilisiertes Pulver • sehr schneller Wirkungseintritt • keine Kumulation (spätere Analgetikagabe bedenken)	
Sufentanil	• analgetisch • hypnotisch	1.000 × höher	• schneller Wirkungseintritt • für epidurale Applikation zugelassen	

Tab. 19.2 Wirkungsweise der Opioide Fentanyl, Remifentanyl und Sufentanyl

19 Medikamente

19.3 Muskelrelaxanzien

Muskelrelaxanzien bewirken eine reversible (vorübergehende) Erschlaffung der Skelettmuskulatur, indem sie die Impulsweiterleitung an der motorischen Endplatte der Muskeln hemmen. Sie erleichtern die endotracheale Intubation und reduzieren den Muskeltonus bei chirurgischen Eingriffen. Deshalb kommen sie vor allem in der Anästhesie zum Einsatz.

Vervollständigen Sie folgende Textpassage mit den darunter aufgeführten Begriffen.

Muskelrelaxanzien wirken an den __________, an denen die Übertragung von Erregungen (Nervenzelle → Muskelfaser) stattfindet. Bei Erregung der Nervenzelle wird __________ freigesetzt und diffundiert in den synaptischen Spalt. Acetylcholin bindet sich dort an die Rezeptoren und bewirkt den Einstrom von __________ in die Muskelzelle. Somit kommt es zur Erregung. Um eine Relaxierung der Muskulatur zu erreichen, muss ein Relaxans 70–80 % der Rezeptoren besetzen. __________ Muskelrelaxanzien lösen eine lang anhaltende Depolarisation aus und verhindern eine erneute Erregung durch Acetylcholin. __________ Muskelrelaxanzien binden sich an die cholinergen Rezeptoren, ohne eine Depolarisation auszulösen. Das Acetylcholin kann nun aufgrund dieser kompetitiven Blockade nicht wirksam werden.

Natrium, nichtdepolarisierende, Acetylcholin, motorischen Endplatten, depolarisierende

19.3 Muskelrelaxanzien

Muskelrelaxanzien wirken an den motorischen Endplatten, an denen die Übertragung von Erregungen (Nervenzelle → Muskelfaser) stattfindet. Bei Erregung der Nervenzelle wird Acetylcholin freigesetzt und diffundiert in den synaptischen Spalt. Acetylcholin bindet sich dort an die Rezeptoren und bewirkt den Einstrom von Natrium in die Muskelzelle. Somit kommt es zur Erregung. Um eine Relaxierung der Muskulatur zu erreichen, muss ein Relaxans 70–80 % der Rezeptoren besetzen. Depolarisierende Muskelrelaxanzien lösen eine lang anhaltende Depolarisation aus und verhindern eine erneute Erregung durch Acetylcholin. Nichtdepolarisierende Muskelrelaxanzien binden sich an die cholinergen Rezeptoren, ohne eine Depolarisation auszulösen. Das Acetylcholin kann nun aufgrund dieser kompetitiven Blockade nicht wirksam werden.

Ergänzung

Succinylcholin (z. B. Lysthenon®) ist das einzige, beim Menschen eingesetzte **depolarisierende Muskelrelaxans**. Wegen seiner Nebenwirkungen zunehmend nur noch Standard für die Rapid Sequence Induction bei Notfallnarkosen (neuere Alternative: Rocuronium).
Zu den **nichtdepolarisierenden Muskelrelaxanzien** gehören *Rocuronium* (z. B. Esmeron®), *Pancuronium*, *Mivacurium* (z. B. Mivacron®) und *Cis-Atracurium* (z. B. Nimbex®).

19 Medikamente

19.4 Katecholamine

Katecholamine sind körpereigene oder synthetisch hergestellte Substanzen, die an den α-Rezeptoren, β-Rezeptoren und Dopaminrezeptoren (DA 1 und DA 2) wirken. Körpereigene Katecholamine werden im Nebennierenmark gebildet und mittels Exozytose ausgeschüttet (Adrenalin zu 95 % und Noradrenalin zu 5 %).
Alle Katecholamine haben eine positiv inotrope und/oder vasokonstriktive Wirkung.

Welche der folgenden Aussagen ist richtig (Mehrfachnennung)?

1. Dobutamin wirkt an den α-Rezeptoren sowie an den Rezeptoren DA 1 und DA 2.
2. Adrenalin hat positive Wirkeffekte auf die α1-, α2-, und β-Rezeptoren.
3. Dopamin wirkt je nach Dosierung an den α-, β- und DA-Rezeptoren.
4. Noradrenalin wirkt positiv auf die α- und β-Rezeptoren.

19.4 Katecholamine

Antwort **2, 3 und 4** sind richtig.

Ergänzung

- **Adrenalin** (z. B. Suprarenin®): körpereigen, stimuliert β1-Rezeptoren (positiv chronotrop), β2-selektiv, Vasopressor (α1-Wirkung)
- **Noradrenalin** (z. B. Arterenol®): körpereigen, stark vosokonstriktorisch wirksam (α1-Wirkung), wirkt positiv inotrop (β1-Rezeptoren)
- **Dopamin:** körpereigen, spielt als Neurotransmitter und als Zwischenprodukt der Noradrenalin- und Adrenalinsynthese eine große Rolle, dosisabhängige Rezeptorwirkung
- **Dobutamin** (z. B. Dobutrex®): körperfremd, wirken auf β1-Rezeptoren (positiv inotrop, kaum positiv chronotrop), Steigerung des HZV.

Katecholamine sollten grundsätzlich über eine ZVK verabreicht werden (kontinuierliche Zufuhr ist hier sicherer gewährleistet als bei peripherer Verweilkanüle, zudem Schonung peripherer Venen) und mittels kontinuierlicher arterieller Blutdruckmessung überwacht werden. Der Wechsel der Infusionssspritzen sollte *überlappend* erfolgen, d. h. es sollte keine Pause in der kontinuierlichen Verabreichung entstehen. Dies ist umso wichtiger, je höher die Katecholamine dosiert sind.

19 Medikamente

19.5 Antiarrhythmika

Antiarrhythmika sind Arzneistoffe zur Behandlung von Herzrhythmusstörungen. Sie werden generell nach ihrer elektrophysiologischen Wirkung in die Klassen I–IV eingeteilt. Allerdings besitzen einige Antiarrhythmika mehrere elektrophysiologische Wirkungen, sodass die Zuordnung in Klassen oft schwierig ist. Grundsätzlich können Antiarrhythmika an Rezeptoren oder auf den Elektrolythaushalt der Herzmuskelzellen wirken.

Benennen Sie kurz zu jeder Klassifikation (I-IV) jeweils ein Antiarrhythmikum mit der entsprechenden Wirkungsweise.

19.5 Antiarrhythmika

Klassifikation	Wirkweise	Beispiele (Freiname/Handelsname)
Klasse I	**Ia**: blockiert Natriumeinstrom in die Herzmuskelzelle	Ajmalin, z. B. Gilurhythmal®
	Ib: Unterdrückung andersortiger Reizbildungszentren (His-Purkinje-System)	Lidocain, z. B. Xylocain®
	Ic: Unterdrückung der Spontanautonomie	Propafenon, z. B. Rhythmonorm®
Klasse II	**Betablocker**: Unterdrückung der katecholaminbedingten elektrophysiologischen Veränderungen	Metoprolol, z. B. Beloc®
Klasse III	**Kaliumkanalblocker**: hemmt Kaliumeinstrom in die Herzmuskelzelle, (atriale-Wirkung, AV-Knoten)	Amiodaron, z. B. Cordarex®
Klasse IV	**Kalziumkanalblocker**: hemmen Kalziumeinstrom in die Herzmuskelzelle, Verzögerung der AV-Überleitung	Verapamil, z. B. Isoptin®

Tab. 19.3 Antiarrhythmika, Klassifikation und Wirkweise

19 Medikamente

19.5 Antiarrhythmika

Antiarrhythmika sind Arzneistoffe zur Behandlung von Herzrhythmusstörungen. Sie werden generell nach ihrer elektrophysiologischen Wirkung in die Klassen I–IV eingeteilt. Allerdings besitzen einige Antiarrhythmika mehrere elektrophysiologische Wirkungen, sodass die Zuordnung in Klassen oft schwierig ist. Grundsätzlich können Antiarrhythmika an Rezeptoren oder auf den Elektrolythaushalt der Herzmuskelzellen wirken.

Benennen Sie kurz zu jeder Klassifikation (I-IV) jeweils ein Antiarrhythmikum mit der entsprechenden Wirkungsweise.

19.5 Antiarrhythmika

Klassifikation	Wirkweise	Beispiele (Freiname/Handelsname)
Klasse I	**Ia**: blockiert Natriumeinstrom in die Herzmuskelzelle	Ajmalin, z. B. Gilurhythmal®
	Ib: Unterdrückung andersortiger Reizbildungszentren (His-Purkinje-System)	Lidocain, z. B. Xylocain®
	Ic: Unterdrückung der Spontanautonomie	Propafenon, z. B. Rhythmonorm®
Klasse II	**Betablocker**: Unterdrückung der katecholaminbedingten elektrophysiologischen Veränderungen	Metoprolol, z. B. Beloc®
Klasse III	**Kaliumkanalblocker**: hemmt Kaliumeinstrom in die Herzmuskelzelle, (atriale-Wirkung, AV-Knoten)	Amiodaron, z. B. Cordarex®
Klasse IV	**Kalziumkanalblocker**: hemmen Kalziumeinstrom in die Herzmuskelzelle, Verzögerung der AV-Überleitung	Verapamil, z. B. Isoptin®

Tab. 19.3 Antiarrhythmika, Klassifikation und Wirkweise

19 Medikamente

19.6 Antidote

Antidote (*Gegengifte, Antitoxine*) sind Substanzen, die Gifte, Toxine oder Medikamente inaktivieren oder deren Wirkung minimieren können. Sie wirken entweder direkt an den entsprechenden Rezeptoren (Verdrängung) oder durch physikalische Effekte (Umwandlung/Bindung).

Ergänzen Sie in der folgenden Tabelle die entsprechenden Antidote.

Medikament	Antidot
Benzodiazepin (z. B. Dormicum®)	
Nichtdepolarisierende Muskelrelaxanzien (z. B. Esmeron®)	
Opioide (z. B. Fentanyl®)	
Heparin (z. B. Calciparin®)	

Tab. 19.4a Spezifische Antidote

19.6 Antidote

Medikament	Antidot
Benzodiazepin (z. B. Dormicum®)	Flumazenil, z. B. Anexate®
Nichtdepol. Muskelrelaxanzien (z. B. Esmeron®)	Neostigmin, z. B. Prostigmin®
Opioide (z. B. Fentanyl®)	Naloxon, z. B. Narcantil®
Heparin (z. B. Calciparin®)	Protamin, z. B. Protamin®Valeant

Tab. 19.4b Spezifische Antidote

Ergänzung

Hat das Antidot eine geringere Wirkdauer als das Medikament, dessen Wirkung aufgehoben werden soll, kann es zum **Rebound-Effekt** kommen, d. h. die Medikamentenwirkungen, die bereits beseitigt waren, treten erneut auf.

20 Grundlagen der Anästhesie

20.1 Prämedikationsvisite

Vor jeder geplanten Anästhesie (Vollnarkose oder Regionalanästhesie) erfolgt eine **Prämedikationsvisite**. Deren Inhalte sind:

- umfangreiche *Aufklärung* des Patienten über das geplante Anästhesieverfahren (mit Verhaltensregeln, Risiken und möglichen Komplikationen) und Einholen seiner Einwilligung
- Kontrolle des *Allgemeinzustands* des Patienten (Anamnese, Patientenfragebogen, körperliche Untersuchung, ggf. Anordnung weiterer Untersuchungen) einschließlich *Risikoeinschätzung* (Einstufung nach ASA-Klassifikation)
- Verordnung einer *Prämedikation* (meist orale Medikamente). Häufig eingesetzt werden: Benzodiazepine, Opiate, Barbiturate, Neuroleptika, Anticholinergika und Tranquilizer.

Erläutern Sie kurz die ASA-Klassifikation.

20.1 Prämedikationsvisite

Die **Klassifikation der ASA** (*American Society of Anesthesiologists*) teilt die Patienten präoperativ anhand ihres körperlichen Allgemeinzustands bzw. systemischer Erkrankungen in fünf Gruppen ein:

- ASA 1: Normaler, gesunder Patient
- ASA 2: Patient mit leichter Allgemeinerkrankung, keine Leistungseinschränkung
- ASA 3: Patient mit schwerer Allgemeinerkrankung, Leistungseinschränkung
- ASA 4: Patient mit schwerer Allgemeinerkrankung, die mit oder ohne Operation das Leben des Patienten gefährdet
- ASA 5: moribunder Patient, Tod innerhalb 24 Stunden mit oder ohne Operation zu erwarten

Ergänzung

Die **orale Prämedikation** gilt mittlerweile als Mittel der Wahl. Grundsätzlich gilt:

- Die Prämedikation ersetzt nicht eine gute Narkose.
- Am Vorabend der OP sollte der Patient ein Schlafmittel (Prämedikation) erhalten.
- Orale Medikation mit mind. 150 ml Wasser einnehmen.
- Die Dosierung der Prämedikation wird individuell auf den Patienten abgestimmt (berechnet nach kg KG).

20 Grundlagen der Anästhesie

20.2 Einschätzen von Intubationsschwierigkeiten

Zur **Beurteilung möglicher Intubationsschwierigkeiten** können verschiedene Screeningverfahren dienlich sein. Darüber hinaus kontrolliert der Anästhesist die Beweglichkeit der Halswirbelsäule, die maximale Mundöffnung, den Zahnstatus sowie den Gesichts- und Halsbereich hinsichtlich Anomalien, Raumforderungen und vorangegangener Operationen.

Beschreiben Sie kurz die Mallampati-Klassifikation anhand der Abbildung.

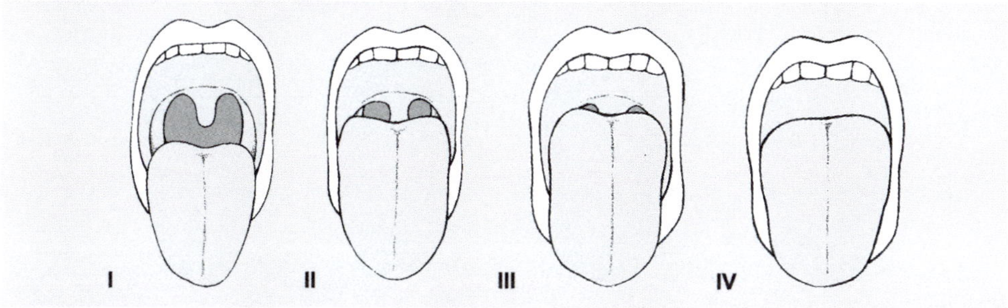

Abb. 20.1 Mallampati-Klassifikation (modifiziert nach Samsoon und Young). [L157]

20.2 Einschätzen von Intubationsschwierigkeiten

Die **Mallampati-Klassifikation** unterscheidet vier Klassen:
- **I**: Uvula, vorderer und hinterer Gaumenbogen sowie weicher Gaumenbogen sind voll erkennbar.
- **II**: Weicher Gaumen und Uvula sind sichtbar.
- **III**: Weicher Gaumen und Basis der Uvula sind sichtbar.
- **IV**: Weicher Gaumen ist nicht sichtbar.

Die Klassen III und IV weisen auf eine schwierige Intubation hin.

Ergänzung

Weitere Screeningverfahren zur Einschätzung von Intubationsschwierigkeiten sind:
- *Test nach Patil*: Abstandsmessung zwischen Kinnspitze und Schildknorpel bei maximaler Reklination des Kopfes
  - › 6,5 cm direkte Laryngoskopie möglich
  - ‹ 6 cm erschwerte bis nicht mögliche direkte Laryngoskopie
- *Cormack/Lehane*: Beurteilung der Glottis-Sichtbarkeit unter direkter Laryngoskopie
  - I: Larynxeingang (Glottis) vollständig einsehbar
  - II: Nur hinterer Teil des Larynxeingangs einsehbar (hintere Kommissur)
  - III: Nur Epiglottis sichtbar, Glottis nicht einsehbar → BURP-Manöver indiziert (backward-upward-rightward-pressure)
  - IV: Nur harter Gaumen sichtbar, auch Glottis nicht einsehbar

20 Grundlagen der Anästhesie

20.3 Narkosesysteme

Der *Anästhesiearbeitsplatz* (Narkosearbeitsplatz) bezeichnet die Gesamtheit aller Geräte und Materialien, die zur Durchführung der verschiedenen Anästhesieverfahren benötigt werden. Wesentlicher Bestandteil jedes Anästhesiearbeitsplatzes ist das *Narkosegerät*, das den Patienten während der Allgemeinanästhesie beatmet. Als **Narkosesystem** wird der Teil des Narkosegeräts bezeichnet, der die Zufuhr des Inspirationsgasgemischs (Sauerstoff, Druckluft und Inhalationsanästhetika) sowie den Abtransport verbrauchter Atemgase regelt.
Grundsätzlich werden dabei Systeme ohne Rückatmung (Nichtrückatemsysteme) von Systemen mit Rückatmung unterschieden.

Erläutern Sie kurz folgende Begriffe:

- **offene Narkosesysteme**
- **halboffene Narkosesysteme**
- **halbgeschlossene Narkosesysteme**
- **geschlossene Narkosesysteme**

20.3 Narkosesysteme

- **offene Narkosesysteme**: Nicht mehr gebräuchliches System ohne Rückatmung. Bekanntes Beispiel ist die *Schimmelbusch-Maske* (siebartige Gesichtsmaske, auf der narkotikagetränkte Mullkompressen liegen)
- **halboffene Narkosesysteme**: In- und Exspiration sind getrennt, Narkotikum wird dem Frischgas zugesetzt, keine Rückatmung von Narkosegasen (Exspirationsluft entweicht über Nicht-Rückatemventil). Beispiele: *Beatmungsbeutel*, *Kuhn-System*, *Ayre-T-Stück*
- **halbgeschlossene Narkosesysteme**: Rückatemsysteme, bei denen die Exspirationsluft nach Elimination des Kohlendioxids im CO_2-Absorber dem Patienten teilweise wieder zugeführt wird. Beispiele: Narkosegeräte *Primus*® oder *Cicero* (Firma Dräger)
  Abhängig von der Einstellung des Frischgasflow wird unterschieden:
  - High-Flow: › 1 l/Min. Frischgasfluss
  - Low-Flow: 0,5 – max. 1 l/Min. Frischgasfluss
  - Minimal-Flow: bis 0,5 l/Min. Frischgasfluss
- **geschlossene Narkosesysteme**: Rückatemsysteme, bei denen die Exspirationsluft nach Elimination des Kohlendioxids im CO_2-Absorber dem Patienten komplett wieder zugeführt wird. Lediglich verbrauchter Sauerstoff und Inhalationsanästhetika wird der Inspirationsluft zugeführt.

Je nach Einstellung und Bauart können einige Narkosegeräte als halbgeschlossenes oder geschlossenes Narkosesystem betrieben werden, z. B. die Narkosegeräte *Zeus*® (Fa. Dräger). I. d. R. werden in der Praxis halbgeschlossene Systeme verwendet.

20 Grundlagen der Anästhesie

20.4 Überprüfung des Anästhesiearbeitsplatzes

Zum **Anästhesiearbeitsplatz** gehören alle Geräte und Materialien, die für die Durchführung der verschiedenen Anästhesieverfahren einschließlich der Beherrschung möglicher Komplikationen benötigt werden. Die Überprüfung des Anästhesiearbeitsplatzes gehört zu den täglichen Aufgaben der Pflegenden in der Anästhesie. Sie erfolgt i. d. R. bei Dienstbeginn, spätestens vor Inbetriebnahme des Narkosegeräts. Meist ist abteilungsintern geregelt, was genau überprüft wird (Checkliste).
Fehlersuche bei nicht bestandener Dichtigkeitsprüfung: **Teilsystem I**: Inspirationsventil, Patientenschlauch, Flow- und O_2-Sensor; **Teilsystem II**: Inspirationsventil Absorber, Kolbenpumpe; **Teilsystem III**: Atembeutel, Frischgasschlauch, Vapor

Beschreiben Sie kurz die wesentlichen Inhalte der Überprüfung eines Anästhesiearbeitsplatzes.

20.4 Überprüfung des Anästhesiearbeitsplatzes

- *Narkosegerät*:
  - Selbsttest durchführen (verläuft in mehreren Schritten, Anwender wird zu notwendigen Maßnahmen automatisch aufgefordert, danach Testergebnisse prüfen!)
  - manuelle Funktionsprüfung (Vorgaben vom Gerätehersteller bei Narkosegeräten ohne Selbsttest)
- Absaugeinheit (Funktionskontrolle, ausreichende Menge verschiedener Absaugkatheter)
- Narkosegasabsaugung einstecken; ggf. Reserveflaschen (O_2) überprüfen; Beatmungsbeutel testen
- Gesichtsmasken und HME-Filter (ausreichende Anzahl verschiedener Größen)
- *Narkosewagen*: auf Vollständigkeit prüfen (nach Standard)
  - Notfall- und Standardmedikamente, Infusionslösungen (ausreichende Menge, Kontrolle Verfalldaten)
  - Intubationszubehör auf Vollständigkeit und Funktion testen (Laryngoskop, Tuben, Intubationshilfen, Magill-Zange, Gleitmittel, Blockerspritze)
  - Infusionszubehör, Spritzen und Kanülen (ausreichende Menge)
  - Labormaterial und Begleitscheine; Magensonden und Fixiermaterial
  - Venenverweilkanülen und Stauschlauch
  - arterielle Kanülen und arterielles Drucksystem in Reichweite
  - Desinfektionsmittel und Einmalhandschuhe

20 Grundlagen der Anästhesie

20.5 Intubationsmaterial

In aller Regel wird der Patient zur Allgemeinanästhesie oral intubiert. Nur in Ausnahmefällen ist eine nasale Intubation erforderlich. Welche Endotrachealtuben für die Intubation verwendet werden, hängt hauptsächlich vom geplanten Eingriff ab. Die Auswahl des zur Intubation benötigten Laryngoskops dagegen richtet sich nach den Gegebenheiten beim Patienten.

Beschreiben Sie drei unterschiedliche Endotrachealtuben und drei verschiedene Laryngoskopspatel zur Intubation.

20.5 Intubationsmaterial

Endotrachealtuben:

- *Magill-Tubus*: Standard Tubus, aus PVC, formbar, oral/nasal einsetzbar, low-pressure-Cuff
- *Woodbridge-Tubus*: in die Tubuswand ist eine Metallspirale eingearbeitet → Tubus kann nicht abknicken (wichtig, wenn der Tubus stark gebogen werden muss, z. B. Struma-OP), i. d. R. Führungsstab zur Intubation erforderlich, nasal/oral einsetzbar, v.a. für fiberoptische Intubation
- *RAE-Tubus* (Ring-Adair-Elwy-Tubus): speziell geformter Tubus (unterschiedliche Formen), der über das Kinn (oral) oder über die Stirn (nasal) abgeleitet wird
- *Laser-Tubus*: Eingriffe mit laserchirurg. Intervention, aus Kunststoff/Metall, Cuff wird mit Nacl 0,9 % befüllt
- *Doppellumentubus*: Tubus mit zwei Lumen und zwei Cuffs, verschiedene Modelle für die rechts- oder linksseitige Intubation eines Hauptbronchus, ermöglichen seitengetrennte Beatmung, z. B. in der Thoraxchirurgie

Intubationsspatel:

- *Gebogene Spatel* (z. B. Macintosh- oder Siker-Spatel): Standard-Spatel in verschiedenen Längen, gebogene Form (passt sich der Zungenform an), nach Einführen liegt die Spatelspitze zwischen Zungengrund und Epiglottis
- *Gerade Spatel* (z. B. Miller- oder Foregger-Spatel): nur an der Spatelspitze leicht gebogen, verschiedene Längen, Spatelspitze hält die Epiglottis Richtung Zungengrund
- *McCoy-Spatel*: gebogene Spatel mit beweglicher Spitze (um Epiglottis anzuheben)

20 Grundlagen der Anästhesie

20.6 Larynxmaske

Die **Larynxmaske** (*Kehlkopfmaske*) ist ein Hilfsmittel zur Atemwegssicherung. Sie wird meist im Rahmen kürzerer operativer Eingriffe genutzt und ist mittlerweile in den Algorithmus der schwierigen Intubation integriert (neben Larynx- oder Combitubus), wenn die Maskenbeatmung oder endotracheale Intubation nicht möglich ist.

Vervollständigen Sie die folgende Textpassage mit den unten aufgeführten Begriffen.

Die Kehlkopf- oder Larynxmaske wird über den Mund eingeführt und kommt kurz vor dem __________ zum Liegen (bis zum Fühlen eines federnden Widerstandes). Die Größe der Larynxmaske richtet sich primär nach dem __________ des Patienten und wird mit einem vordefinierten Volumen geblockt (Herstellerangabe). Sie bietet im Vergleich zu blockbaren Tuben keinen Aspirationsschutz und sollte daher nur bei nüchternen Patienten angewandt werden. Zusätzlich zur herkömmlichen Larynxmaske stehen modifizierte Typen wie z.B. die __________-Larynxmaske (mit zusätzlichem Lumen für eine Magensonde) und die Intubationslarynxmaske __________ (ermöglicht eine blinde Intubation) zur Verfügung.

Fastrach™, Kehlkopf, Pro-Seal™, Körpergewicht

20.6 Larynxmaske

Die Kehlkopf- oder Larynxmaske wird über den Mund eingeführt und kommt kurz vor dem Kehlkopf zum Liegen (bis zum Fühlen eines federnden Widerstandes). Die Größe der Larynxmaske richtet sich primär nach dem Körpergewicht des Patienten und wird mit einem vordefinierten Volumen geblockt (Herstellerangabe). Sie bietet im Vergleich zu blockbaren Tuben keinen Aspirationsschutz und sollte daher nur bei nüchternen Patienten angewandt werden. Zusätzlich zur herkömmlichen Larynxmaske stehen modifizierte Typen wie z. B. die Pro-Seal™-Larynxmaske (mit zusätzlichem Lumen für eine Magensonde) und die Intubationslarynxmaske Fastrach™ (ermöglicht eine blinde Intubation) zur Verfügung.

20 Grundlagen der Anästhesie

20.7 Schwierige Intubation

Der Begriff **schwierige Intubation** wird im klinischen Sprachgebrauch nicht nur für Schwierigkeiten beim eigentlichen Intubationsvorgang benutzt, sondern auch für Schwierigkeiten im gesamten Ablauf, also beispielsweise auch bei der Maskenbeatmung oder der Einstellung der Glottis mit dem Laryngoskop. Als Überbegriff hat sich inzwischen der Begriff **schwieriger Atemweg** etabliert, bei dem es nach der Definition der ASA einem ausgebildeten Anästhesisten schwierig oder unmöglich ist, eine Maskenbeatmung durchzuführen oder den Patienten endotracheal zu intubieren, bzw. bei dem eine Kombination der genannten Schwierigkeiten vorliegt.
(Quelle: *American Society of Anaesthesiologists (ASA): Practice guidelines for management of the difficult airway. Anaesthesiology 2003; 98: 1.269–77)*
Primäres **Ziel** bei schwieriger Intubation ist die Aufrechterhaltung einer **ausreichenden Oxygenierung**, *nicht* die Intubation!

Beschreiben Sie in Stichpukten die Vorgehensweise bei schwieriger Intubation, wenn:

- Maskenbeatmung möglich ist.
- Maskenbeatmung nicht möglich ist.

20.7 Schwierige Intubation

- Wenn **Maskenbeatmung möglich** ist:
  - Narkosetiefe optimieren → erneuter Intubationsversuch (ggf. mit Intubationshilfsmitteln und/oder speziellen Handgriffen, z. B. BURP), gelingt die Intubation nicht → Larynxmaske, Larynxtubus/Combitubus, Fastrach™-Larynxmaske oder fiberoptische Intubation
  - *CAVE*: ausreichende Oxygenierung sicherstellen (Sauerstoffsättigung kontinuierlich überwachen)
  - Traumatische Intubationsversuche vermeiden (kann zu Verletzungen mit Blutungen und Schleimhautschwellungen führen. Wenn diese massiv sind, ist auch keine Maskenbeatmung mehr möglich: *cannot ventilate, cannot intubate Situation*!)
- Wenn **Maskenbeatmung nicht möglich** ist:
  - nicht relaxieren! → Guedeltubus einsetzen, dann erneuter Versuch der Maskenbeatmung
  - wenn weiterhin keine Maskenbeatmung möglich → Larynxmaske
  - kann Larynxmaske platziert werden, evtl. nasale fiberoptische Intubation
  - kann Larynxmaske nicht platziert werden → Larynxtubus/Combitubus oder orale fiberoptische Intubation
  - *Ultima ratio*: Koniotomie

20 Grundlagen der Anästhesie

20.8 Hilfsmittel bei schwieriger Intubation

Bei schwieriger Intubation bzw. schwieriger Maskenbeatmung werden oft in rascher Folge **Hilfsmittel und Materialien** benötigt, die nicht Teil der Standardvorbereitung einer Intubation sind. Ist die schwierige Intubation absehbar (→ K 126), richten die Pflegenden die Materialien und Geräte nach Rücksprache mit dem Arzt vor Beginn der Intubation. Tritt die schwierige Intubation unerwartet auf, müssen die erforderlichen Hilfsmittel rasch einsatzbereit gemacht werden. Um dies zu ermöglichen, sind die Notfallmaterialien in vielen Anästhesieabteilungen in speziellen Notfallwägen untergebracht (Notfallwagen schwierige Intubation).

Nennen Sie die notwendigen Notfallmaterialien für den schwierigen Atemweg.

20.8 Hilfsmittel bei schwieriger Intubation

Zu den **Hilfsmitteln** bei schwieriger Intubation gehören i. d. R. (kann klinikabhängig variieren):

- überlange Laryngoskopspatel
- spezielle Laryngoskope, z. B. McCoy®, Bullard® oder Videolaryngoskop
- spezielle Führungsstäbe, z. B. Introducer, Cook-Stab
- Larynxmasken und Intubationslarynxmasken in verschiedenen Größen
- Larynxtuben und Combi-Tuben
- Fiberoptik und Material zur fiberoptischen Intubation
- Koniotomie-Sets
- Skalpelle
- evtl. starres Intubations-Bronchoskop, z. B. Bonfils oder Bumm-Optik

In der Regel ist im klinikinternen Standard geregelt, welche Materialien für die schwierige Intubation bereitgehalten werden. Wichtig ist die regelmäßige Kontrolle der Materialien auf Vollständigkeit und Funktionsfähigkeit.

21 Allgemeinanästhesie

21.1 Präoxygenierung und Intubation

Die **Präoxygenierung** bezeichnet eine prophylaktische Verabreichung von Sauerstoff vor einer provozierten Apnoe, meist im Rahmen einer Narkose. Durch die Zuführung von reinem Sauerstoff über eine dicht angelegte Gesichtsmaske wird der Sauerstoffspeicher in der Lunge (entspricht der FRC) gefüllt, wobei der Stickstoff ausgewaschen wird (Denitrogenisierung). Dadurch wird die Dauer der Apnoezeit, in der die Atemwegssicherung ohne Gefahr einer Hypoxie durchgeführt werden kann, verlängert.

Vorgehensweise:
- 100 % Sauerstoff über dicht angelegte Gesichtsmaske verabreichen (ca. 8 l/Min.), dabei den Patient auffordern, zwei bis drei tiefe Atemzüge durchzuführen (Auswaschen von Stickstoff aus der Lunge, dadurch FRC mit Sauerstoff auffüllen = Sauerstoff-Reserve)
- Auch bei der Gabe der Einleitungsmedikamente sowie der dann folgenden Maskenbeatmung wird die Atmung/Beatmung mit 100 % Sauerstoff weitergeführt

Erläutern Sie kurz das Vorgehen bei oraler endotrachealer Intubation.

21.1 Präoxygenierung und Intubation

endotracheale Intubation:

- Präoxygenierung (→ Kartenvorderseite)
- Gabe der Einleitungsmedikamente (Analgetikum, Hypnotikum), dabei Atmung mit 100 % Sauerstoff weiterführen
- Sobald Atemstillstand eingetreten ist (erloschener Lidreflex) → Maskenbeatmung mit 100 % Sauerstoff
- *CAVE*: Erst relaxieren, wenn Maskenbeatmung gut durchführbar!
- Kopf des Patienten in verbesserte Jackson-Position/Schnüffelposition lagern
- Maskenbeatmung gut durchführbar → Relaxierung (Anschlagszeit des Muskelrelaxans beachten)
- Laryngoskop anreichen
- Laryngoskop wird seitlich über den rechten Mundwinkel eingeführt, Zunge nach links verdrängen, um freie Sicht zu schaffen, Laryngoskopspatel vorsichtig am Gaumen entlang vorschieben und platzieren (Epiglottis nicht aufladen. Ausnahme: Verwendung gerader Spatel → K 129)
- Zug am Laryngoskophandgriff nach vorne/oben → Stimmritze (Glottis) wird sichtbar, ggf. BURP-Manöver
- Tubus durch die Stimmritze einführen (schwarze Markierung/Cuff sollte hinter der Stimmritze platziert werden) → Blockung des Cuff und auskultatorische Tubus-Lagekontrolle

21 Allgemeinanästhesie

21.2 Rapid Sequence Induction

Die **Rapid Sequence Induction** (**RSI**, auch *Blitzintubation*, *Crush-Intubation*, *Ileus-Einleitung*, *Nicht-Nüchtern-Einleitung*, *Schnelleinleitung* oder *Notfalleinleitung*) ist eine Sonderform der Narkoseeinleitung bzw. der Intubation. Dabei werden nach der Präoxygenierung die Einleitungsmedikamente rasch nacheinander verabreicht, zwischen den einzelnen Medikamentengaben erfolgt *keine* Beatmung über die Maske.

Welche der folgenden Aussagen sind richtig?

1. Die RSI ist indiziert bei Patienten mit erhöhtem Aspirationsrisiko (nicht-nüchterne Patienten).
2. Alternativ zu Succinylcholin kann auch Rocuronium verabreicht werden.
3. Eine Maskenbeatmung vor der Intubation sollte immer erfolgen.
4. Der Endotrachealtubus sollte immer mit einem Führungsstab versehen und mit aufgesetzter Blockerspritze angereicht werden.

21.2 Rapid Sequence Induction

Antwort **1, 2 und 4** sind richtig.

Ergänzung

Als **nicht-nüchtern** im anästhesiologischen Sinn gelten:

- Patienten, die in den vergangenen 6–8 Stunden gegessen, getrunken oder geraucht haben
- Patienten mit oberen GI-Blutungen
- Patienten mit Erkrankungen, die mit erhöhter Nüchternsekretion oder verlängerter Entleerungszeit des Magens einhergehen, z. B. Ileus oder Magenausgangsstenose
- Notfallpatienten
- Schwangere im letzten Trimenon

Gefürchtete Komplikation bei der Intubation eines nicht-nüchternen Patienten ist das Zurücklaufen und die **pulmonale Aspiration von Mageninhalt**. Wird saurer Magensaft aspiriert, droht ein Mendelson-Syndrom (akutes toxisches Lungenödem). Daher kann die prophylaktische Gabe von Natriumcitrat oder H_2-Rezeptorantagonisten in Erwägung gezogen werden.

21 Allgemeinanästhesie

21.3 Fiberoptische Intubation

Die **fiberoptische** (*bronchoskopische*) **Intubation** ist ein Möglichkeit zur Sicherung der Atemwege, die insbesondere bei erwartet oder unerwartet schwieriger Intubation bzw. schwieriger Maskenbeatmung zum Einsatz kommt. Dabei wird der Endotrachealtubus auf das Intubations-Bronchoskop aufgefädelt. Dann wird das Intubations-Bronchoskop am wachen Patienten (leicht sediert, Spontanatmung bleibt erhalten) meist nasal, selten oral eingeführt und unter Sicht durch die Stimmritze in die Trachea vorgeschoben. Über das Intubations-Bronchoskop kann dann der Tubus platziert werden.

Erläutern Sie mögliche Indikationen für eine fiberoptische Intubation.

21.3 Fiberoptische Intubation

Indikationen für eine fiberoptische Intubation:

- Auffällige Anamnese (frühere Intubationsprobleme, Anästhesieausweis)
- Erwartet schwieriger Atemweg (→ K 131):
  - Auffälligkeiten in der Anatomie von Hals und/oder Kopf, z. B. Gesichtsmissbildungen, eingeschränkte Mundöffnung bzw. Kieferbeweglichkeit, eingeschränkte HWS-Beweglichkeit, HWS-Frakturen (→ K 126)
  - Raumfordernde Prozesse in den oberen Atemwegen
- Schwieriger Atemweg und hohes Aspirationsrisiko
- Unerwartet schwieriger Atemweg (→ K 132)
- Intubation mit Doppellumentubus

Ergänzung

Da der Patient bei der fiberoptischen Intubation wach bleibt und die Schutzreflexe erhalten bleiben, bietet das Verfahren eine vergleichsweise hohe **Sicherheit**:

- Das Aspirationsrisiko ist reduziert.
- Die Tubuslage kann über das Bronchoskop kontrolliert werden.
- Das Intubationstrauma ist relativ gering.
- Die Intubation kann auch in extremen Lagerungen vorgenommen werden.

21 Allgemeinanästhesie

21.4 Inhalationsanästhesie und TIVA

Als **Allgemeinanästhesie** (*Narkose*) bezeichnet man eine kontrolliert herbeigeführte, reversible Bewusstlosigkeit, in der therapeutische oder diagnostische Interventionen ohne Schmerzempfindung oder Abwehrreaktion durchgeführt werden können. Dieser Zustand geht mit der Dämpfung von vegetativen Reflexen einher.

Vervollständigen Sie die folgende Textpassage mit den unten aufgeführten Begriffen.

Die __________ kann über eine Gesichtsmaske (inhalativ) eingeleitet und geführt werden oder __________ eingeleitet und __________ weitergeführt werden.
Die Inhalationsanästhetika werden über __________ in den Körper aufgenommen und über __________ in die einzelnen Körpergewebe verteilt. Ihr Hauptwirkungsort ist __________. Die Verstoffwechselung und Ausscheidung erfolgt über __________ sowie anteilig über __________ und die Nieren. Narkosen, bei denen auf Inhalationsanästhetika verzichtet werden, bezeichnet man als __________. Inhalationsanästhesie sowie TIVA werden in der Regel mit Opiaten und anderen gebräuchlichen Adjuvanzien kombiniert (balancierte Anästhesie).

den Blutstrom, die Leber, Inhalationsanästhesie, TIVA (totale intravenöse Anästhesie), intravenös, die Lunge, inhalativ, das Gehirn (ZNS), die Lunge

21.4 Inhalationsanästhesie und TIVA

Die Inhalationsanästhesie kann über eine Gesichtsmaske (inhalativ) eingeleitet und geführt werden oder intravenös eingeleitet und inhalativ weitergeführt werden.
Die Inhalationsanästhestika werden über die Lunge in den Körper aufgenommen und über den Blutstrom in die einzelnen Körpergewebe verteilt. Ihr Hauptwirkungsort ist das Gehirn (ZNS). Die Verstoffwechselung und Ausscheidung erfolgt über die Lunge sowie anteilig über die Leber und Nieren. Narkosen, bei denen auf Inhalationsanästhetika verzichtet werden, bezeichnet man als TIVA (totale intravenöse Anästhesie). Inhalationsanästhesie sowie TIVA werden in der Regel mit Opiaten und anderen gebräuchlichen Adjuvanzien kombiniert (balancierte Anästhesie).

21 Allgemeinanästhesie

21.5 Inhalationsanästhetika

Inhalationsanästhetika sind Narkotika, die über die Atmung (per Inhalation) aufgenommen werden und die der Einleitung und/oder Aufrechterhaltung einer Narkose dienen. Sie liegen entweder gasförmig (Lachgas) oder in flüssiger Form vor. Die flüssigen Inhalationsanästhetika (*volatile Anästhetika*) werden im Narkosemittelverdampfer in den gasförmigen Zustand überführt und dann der Einatemluft beigefügt.
Das Maß für die Wirksamkeit der Inhalationsanästhetika ist der **MAC-** (minimal alveolar concentration)Wert. Der gebräuchliche MAC-Wert ist die alveoläre Konzentration des Inhalationsanästhetikums, bei der 50 % aller Patienten auf einen Hautschnitt nicht mehr reagieren (MAC_{50}). Dieser Wert wird als 1 MAC des Inhalationsanästhetikums bezeichnet und in Prozent angegeben.
Je niedriger der angegebene MAC, umso größer ist die Wirkungsstärke eines Inhalationsanästhetikums!

Erläutern Sie kurz den MAC-Wert (bei 100 % Sauerstoff), die Merkmale und Wirkungen von Isofluran, Desfluran und Sevofluran.

21.5 Inhalationsanästhetika

Isofluran: (MAC bei 100 % O_2 1,2 Vol. %)
- kurze An- und Abflutzeit, klare, farblose, nicht brennbare Flüssigkeit; kein Stabilisator notwendig
- senkt den peripheren Gefäßtonus: direkte Vasodilatation → Blutdrucksenkung, HZV bleibt unverändert; wirkt muskelrelaxierend; geringe Steigerung der zerebralen Perfusion; Abnahme der Nierenperfusion und Urinproduktion, koronare Steal-Effekte (Umverteilung der Koronararterien-Durchblutung zu Ungunsten stenosierter Herzkranzgefäße)

Desfluran: (MAC bei 100 % O_2 6,0 Vol. %)
- klare, farblose Flüssigkeit; schnelle An- und Abflutzeit; verdampft bereits bei Raumtemperatur (spezieller Vapor); nicht geeignet zur Inhalationseinleitung → Hustenreiz
- senkt den peripheren Gefäßtonus; direkte Vasodilatation → Blutdrucksenkung; wirkt muskelrelaxierend und bronchodilatatorisch, Steigerung des intrakraniellen Drucks

Sevofluran: (MAC bei 100 % O_2 2,05 Vol. %)
- schnelle An- und Abflutzeit; klare, farblose, nicht brennbare Flüssigkeit; milder ätherartiger Geruch, zur Inhalationseinleitung geeignet
- senkt den peripheren Gefäßtonus: direkte Vasodilatation → Blutdrucksenkung; wirkt muskelrelaxierend; Steigerung des Hirndrucks

21 Allgemeinanästhesie

21.6 Narkosestadien

Der amerikanische Anästhesist A. E. Guedel definierte 1937 vier **Narkosestadien** einer Äthernarkose anhand von Reflexen, Bewegungen, Pupillenveränderungen, Atmung, Pulsstärke und Bewusstseinslage des Patienten.
Bei den heutigen gebräuchlichen Kombinationsanästhesien sind die einzelnen klassischen Narkosestadien nicht mehr eindeutig erkennbar. Lediglich das Stadium der Exzitation ist bei Narkoseein- sowie -ausleitung gelegentlich zu beobachten.

Beschreiben Sie die vier Narkosestadien nach Guedel.

21.6 Narkosestadien

1. **Analgesie-Stadium**: von Beginn der Anästhetikazufuhr bis zum Verlust des Bewusstseins, rauschähnlicher Zustand, Desorientiertheit bis Bewusstseinsverlust, Empfindungslosigkeit, Reflexe noch vorhanden, Atmung und Kreislauf normal, enge, lichtreagible Pupillen
2. **Exzitations-Stadium**: liegt zwischen Bewusstseinsverlust und dem Beginn der maschinellen Beatmung im Toleranz-Stadium, gesteigerte Reflexe, motorische Unruhe, erhöhter Muskeltonus, Atmung unregelmäßig, Pupillen weit und lichtreagibel, Hin- und Her-Wandern der Augenbulbi, vermehrte Salviation, Würgen, evtl. Erbrechen, Anstieg von Blutdruck und Puls, besonders unerwünschtes Narkosestadium → keine Manipulationen!
3. **Toleranz-Stadium**: vom Ende der Exzitation bis zum Verlust der Spontanatmung, völlige Bewusstlosigkeit und Analgesie, die vegetativen Reflexe werden nacheinander aufgehoben
4. **Toxisches Stadium**: vollständige Atemlähmung und nachfolgend Kreislaufstillstand, maximal weite Pupillen, sofortige Beatmung mit 100 % Sauerstoff, ggf. CPR

Ergänzung

Stadium 3 (Toleranz-Stadium) kann weiter unterteilt werden in Planum 1–4.

21 Allgemeinanästhesie

21.7 Die Allgemeinanästhesie beeinflussende Faktoren

Die Ein- und Ausleitung sowie die Aufrechterhaltung einer Allgemeinanästhesie kann von verschiedenen Faktoren (Zustände bzw. Erkrankungen des Patienten) sowohl positiv als auch negativ beeinflusst werden.

Nennen Sie fünf Faktoren, die eine Allgemeinanästhesie beeinflussen können, und schildern Sie kurz die Auswirkungen.

21.7 Die Allgemeinanästhesie beeinflussende Faktoren

Faktoren, die eine Allgemeinanästhesie beeinflussen können:

- **Körpertemperatur** (Hypo- oder Hyperthermie): Bei einer Hypothermie ist der Anästhetikabedarf deutlich reduziert, es wird ein niedrigerer MAC benötigt. Eine Hyperthermie erhöht den Anästhetikabedarf.
- **Vermindertes oder erhöhtes HZV**: Ein erhöhtes HZV bewirkt eine schneller sinkende alveoläre Konzentration von volatilen Anästhetika, daher wird die Narkoseeinleitung verlängert. Bei vermindertem HZV ist der Effekt umgekehrt.
- **Vermindertes oder erhöhtes Atemminutenvolumen**: Ein erhöhtes AMV bewirkt ein schnelleres Anfluten und Verteilen von volatilen Anästhetika, dies beschleunigt die Narkoseeinleitung. Umgekehrt dauert bei vermindertem AMV die Narkoseeinleitung länger bzw. es besteht die Gefahr einer zu flachen Narkose (Gefahr der intraoperativen Wachheit).
- Ein **Alkohol- und/oder Nikotinabusus** erhöht den Anästhetikabedarf/benötigten MAC-Wert.
- Regelmäßige **Analgetika-Einnahme** steigert den Analgetikabedarf.
- In **der Schwangerschaft** ist der Anästhesiebedarf/MAC durch hormonelle Veränderungen deutlich vermindert.
- **Alter**: Je älter ein Patient ist, desto geringer ist der Anästhetikabedarf (höchste Werte bei Säuglingen 3–4. Monat, niedrigste ab dem 70. Lebensjahr).

21 Allgemeinanästhesie

21.8 Intraoperative Lagerung

Die **intraoperative Lagerung** richtet sich nach der jeweiligen Operationstechnik. Sie soll einen möglichst optimalen Zugang zum Operationsbereich schaffen und den Patienten gleichzeitig vor lagerungsbedingten Schäden schützen.

Grundsätzlich ist die intraoperative Lagerung Aufgabe des chirurgischen Teams. In den Verantwortungsbereich der Anästhesie gehören lediglich die Lagerung des Kopfes (Ausnahme: OPs an Kopf und Hals, z. B. neurochirurgische Eingriffe), der Extremitäten, die für die Überwachung sowie für die Medikamenten- und Infusionsgabe benötigt werden, sowie spezielle Sicherungsmaßnahmen, die sich aus der jeweiligen OP-Lagerung ergeben, z. B. Sicherung des Tubus bei Struma-OP.

Die anästhesiebedingte Ausschaltung von Reflexen und die Reduktion bzw. Ausschaltung des Muskeltonus begünstigen Lagerungsschäden. (Vor)Erkrankungen des Patienten können das Risiko für Lagerungsschäden zusätzlich erhöhen (z. B. Adipositas oder Kachexie, pAVK oder Schock).

Erläutern Sie kurz mögliche Gefahren bzw. Schäden durch die intraoperative Lagerung.

21.8 Intraoperative Lagerung

Mögliche Gefahren bzw. Schädigungen durch die intraoperative Lagerung:

- *Nervenschädigungen* durch Druck oder Zug auf Nerven, z. B. Schädigung des Armplexus bei extremer Überkopflagerung eines Armes
- *Gelenkschäden* durch längerdauernde Überstreckung eines Gelenks
- *Druckschäden* der *Weichteile* (z. B. an Ohren oder Nase) oder an den *Augen*
- Schäden durch Störungen der „lifelines", z. B. Abknicken oder Dislozieren des Endotrachealtubus, Diskonnektion vom Beatmungsgerät, Entfernen von venösen und arteriellen Zugängen
- Luftembolie bei Eingriffen oberhalb der Herzebene, die in (halb)sitzender Position vorgenommen werden, z. B. Carotis-TEA

Ergänzung

Grundsätzlich sollte die Lagerung des Patienten von allen beteiligten Personen überwacht werden, um mögliche Schäden durch unsachgemäße Lagerung zu vermeiden.

21 Allgemeinanästhesie

21.9 Perioperative Hypothermie

Die **perioperative Hypothermie** entsteht sowohl bei Allgemeinanästhesie als auch bei rückenmarksnaher Anästhesie vor allem *intraoperativ*. Mehrere Mechanismen führen hier zur Unterkühlung des Patienten:

- *Verminderte Wärmebildung*, z. B. durch Immobilität
- *Wärmeverlust* durch:
  - Störung bzw. Aufhebung thermoregulatorischer Mechanismen durch Anästhetika (Aufhebung der Vasokonstriktion und direkte vasodilatative Effekte)
  - Wärmeabgabe über OP-Gebiet (besonders bei Eröffnung großer Körperhöhlen)
  - Zufuhr kalter Infusionslösungen, Klimatisierung des OP-Saals

Welche der folgenden Aussagen sind richtig?

1. Die Funktion der plasmatischen Gerinnung ist temperaturabhängig (PTT-Veränderung).
2. Die Gefahr eines unmittelbar postoperativen Shivering (Kältezittern) ist nach intraoperativer Hypothermie signifikant erhöht.
3. Der MAC-Wert von volatilen Anästhetika ist bei Hypothermie deutlich erhöht.
4. Konvektive Luftwärmer sind eine effektive, flexible und einfache Methode zur Patientenerwärmung.

21.9 Perioperative Hypothermie

Antwort **1, 2 und 4** sind richtig.

Ergänzung

Die Risiken der perioperativen Hypothermie können insbesondere für Patienten mit eingeschränkter pulmonaler bzw. kardialer Kompensationsfähigkeit lebensbedrohlich sein.
Das Temperaturmonitoring und das Wärmemanagement erfolgen abhängig vom gewählten Operationsverfahren und der mutmaßlichen OP-Dauer. Grundsätzlich gilt: Je umfangreicher die Operation, desto wichtiger ist die Überwachung und Konstanthaltung der Temperatur des Patienten. Besonders wichtig ist das Wärmemanagement bei Kindern, die vergleichsweise schnell auskühlen.

- Die **Temperaturkontrolle** erfolgt meist über eine Temperatursonde oder, falls entsprechende Systeme verwendet werden, über den transurethralen Blasenkatheter.
- Wesentliche **Maßnahmen zur Vermeidung eines Wärmeverlusts** sind Wärmesysteme (spezielle Abdeckungen, die mit warmer Luft durchströmt werden; sind in unterschiedlichen Ausführungen für die verschiedenen OP-Lagerungen erhältlich) und Infusionswärmer.

22 Regionalanästhesieverfahren

22.1 Spinalanästhesie

Die **Spinalanästhesie** (**SPA**, Lumbalanästhesie) ist eine *rückenmarksnahe Regionalanästhesie*, bei der durch Injektion von Lokalanästhetika in den Subarachnoidalraum (→ K 23 und → K 24) die Erregungsleitung an den Spinalnervenwurzeln reversibel gehemmt wird. Vor Applikation des Lokalanästhetikums prüft der Anästhesist, ob Liquor über die Punktionsnadel aspiriert werden kann. Das Vermischen von Liquor und Lokalanästhetikum in der Injektionsspritze bezeichnet man als Barbotage. Die Anlage einer Spinalanästhesie erfolgt unter sterilen Kautelen.
(Die **Bandstrukturen** der Wirbelsäule von außen nach innen: Lig. supraspinale, Lig. interspinale, Lig. flavum.)

Nennen Sie mögliche Punktionshöhen für eine Spinalanästhesie und die Reihenfolge der Nervenblockaden.

22.1 Spinalanästhesie

Mögliche **Punktionshöhen** für die SPA sind: L3–L4 (bevorzugt) oder L2–L3. Höher sollte wegen der Gefahr von Rückenmarkverletzungen nicht punktiert werden.

Reihenfolge der Nervenblockade:

- präganglionäre Sympathikusfasern (B-Fasern) → Gefäßdilatation, Warmwerden der Haut, evtl. Blutdruckabfall (engmaschige Blutdruckkontrolle!)
- postganglionäre Sympathikusfasern (C-Fasern, Aδ-Fasern) → Schmerzausschaltung, Ausfall des Temperaturempfindens (zuerst Kälte, dann Wärme)
- A-Fasern (Aα-, Aβ- und Aγ-Fasern) → Ausfall von Berührungsempfinden, Tiefensensibilität, Motorik, Lage- und Vibrationsempfinden

Ergänzung

Eine Nebenwirkung der Spinalanästhesie ist der **postspinale Kopfschmerz**, als dessen Ursache der Liquorverlust über die Punktionsstelle vermutet wird. Um das Risiko zu minimieren, werden möglichst dünnlumige Punktionskanülen (25–27 Gauge) mit atraumatischer Kanülenspitze verwendet (Pencil-Point-Nadeln).

Schmerzleitsysteme des Körpers:

- rasch leitendes System über Aδ-Fasern (stechende, gut lokalisierbare Schmerzen)
- langsam leitendes System über C-Fasern (dumpfe, schlecht lokalisierbare Schmerzen)

22 Regionalanästhesieverfahren

22.2 Periduralanästhesie

Die **Periduralanästhesie** (**PDA**, Epiduralanästhesie) gehört wie auch die Spinalanästhesie zu den *rückenmarksnahen Regionalanästhesieverfahren*.
Dabei wird über eine Kanüle (Singleshot) oder über einen zuvor in den Periduralraum eingeführten Katheter ein Lokalanästhetikum appliziert, das eine reversible Unterbrechung der neuralen Erregungsleitung bewirkt. Die Punktionshöhe richtet sich nach der Art der chirurgischen Intervention bzw. der gewünschten Anästhesieausbreitung und kann praktisch in jedem Abschnitt der Wirbelsäule durchgeführt werden.

Beschreiben Sie kurz zwei Techniken zur Identifikation des Periduralraums und die Überprüfung der Ausdehnung (Höhe) einer Periduralanästhesie.

22.2 Periduralanästhesie

Techniken zur Identifikation des Periduralraums:

- **Widerstandsverlust** (*loss of resistance*)-**Technik**: Unter ständiger manueller Kontrolle des Einspritzwiderstands wird die Tuohy-Nadel vorsichtig vorgeschoben, bis die Flüssigkeit (Nacl 0,9 %) widerstandsfrei eingespritzt werden kann. Der Widerstand lässt nach Durchtritt durch das Lig. flavum nach (Subatmosphärdruck im Periduralraum).
- **Technik des hängenden Tropfens**: Dabei wird die Tuohy-Nadel bis in unmittelbare Nähe des Lig. flavum vorgeschoben, der Mandrin entfernt und ein Tropfen Nacl 0,9 % an den Kanülenansatz angebracht. Nun wird die Kanüle bis in den Periduralraum eingeführt; ist dieser erreicht, wird der Tropfen aufgrund der subatmosphärischen Druckverhältnisse eingesogen.

Überprüfung der Ausdehnung einer Periduralanästhesie:

Die Ausbreitung einer Periduralanästhesie kann mittels *Kältereiz* anhand der Dermatome bestimmt werden (→ K 24). Im betäubten Dermatomareal verspürt der Patient, im Gegensatz zu nichtbetäubten, kein Kältegefühl.

Eine grobe Orientierung geben die Dermatome Th 10 (Bauchnabel), Th 6 (Xyphoid) und Th 4 (Mamillen).

Ergänzung

Die *Kombination aus Spinal- und Periduralanästhesie* wird als CSE (combined spinal and epidural anesthesia) bezeichnet.

22 Regionalanästhesieverfahren

22.3 Regionalanästhesieverfahren der oberen Extremität

Unter dem Begriff **Nerven- oder Plexusblockade der oberen Extremität** (Leitungsanästhesie der oberen Extremität) versteht man die Blockade einzelner Nerven oder zusammen verlaufender Nervenstränge der oberen Extremität durch die Injektion eines Lokalanästhetikums. Diese Form der Anästhesie wird eingesetzt bei Operationen oder zur Schmerztherapie an den oberen Extremitäten. Zur Lokalisation einzelner Nerven oder Nervengeflechte werden Nervenstimulatoren oder Sonographiegeräte eingesetzt.

Welche der folgenden Aussagen sind richtig?

1. Der axilläre Plexus sowie die interskalenäre Plexusblockade (ISP) und die vertikal-infraklavikuläre Blockade (VIB) zählen zu den Regionalanästhesieverfahren der oberen Extremität.
2. Bei Eingriffen am Unterarm oder der Hand kann ein axillärer Plexus eingesetzt werden.
3. Eine gefürchtete Komplikation von ISP und VIB ist das Horner-Syndrom.
4. Der Biersche-Block kann sowohl an den oberen als auch an den unteren Extremitäten eingesetzt werden.

22.3 Regionalanästhesieverfahren der oberen Extremität

Antwort **1, 2, 3 und 4** sind richtig.

Ergänzung

Das Horner-Syndrom ist eine mögliche Komplikation bei der interskalinären Plexusblockade (ISP) und der infraklavikulären Blockade (VIB). Es entsteht durch Ausfall der Sympathikusinnervation der unwillkürlichen Augenmuskulatur und zeigt sich mit den Symptomen *Miosis* (Pupillenverengung), *Ptosis* (hängendes Oberlid des Auges) und *Enophthalmus* (Zurücksinken des Augapfels).

Bei der **intravenösen Regionalanästhesie** (Biersche-Block) werden die entsprechenden Nerven nicht direkt geblockt. Über eine zuvor entleerte Vene (auswickeln und abbinden) wird ein Lokalanästhetikum injiziert. Von dort aus diffundiert es über die Blutbahn an sensible Nervenbahnen. *Cave*: Extremität mittels Druckmanschette versehen, damit das Lokalanästhetikum nicht in den kompletten Körperkreislauf gelangt!

22 Regionalanästhesieverfahren

22.4 Regionalanästhesieverfahren der unteren Extremität

Unter dem Begriff **Nerven- oder Plexusblockade der unteren Extremität** (*Leitungsanästhesie der unteren Extremität*) versteht man die Blockade einzelner Nerven oder zusammenverlaufender Nervenstränge der unteren Extremität durch die Injektion eines Lokalanästhetikums. Zur genauen Lokalisation einzelner Nerven oder Nervengeflechte können, wie bei den Regionalanästhesieverfahren der oberen Extremität, entweder Nervenstimulatoren oder Sonographiegeräte eingesetzt werden.

Nennen Sie drei häufige Regionalanästhesieverfahren der unteren Extremität mit jeweils zwei Indikationen.

22.4 Regionalanästhesieverfahren der unteren Extremität

Häufige Regionalanästhesieverfahren der unteren Extremität:

- **N.-femoralis-Blockade**: kleine Eingriffe am ventralen/lateralen Oberschenkel ohne Blutsperrer, postoperative Analgesie bei Knie-OP, Analgesie bei Oberschenkelhalsfraktur
- **N.-ischiatikus-Blockade**: Weichteileingriffe am lateralen Unterschenkel und Fuß, Repositionen von Frakturen (Unterschenkel und Fuß), Analgesie bei Ischialgien
- **Psoas-Kompartement-Blockade:** Schmerztherapie, Wundversorgung im Oberschenkelbereich, in Kombination mit Ischiatikusblock alle Eingriffe am Bein möglich

Weitere Nervenblockaden der unteren Extremität:

- Blockade peripherer Nerven am Fuß (**Fußblock**): alle Eingriffe am Fuß ohne Blutsperre
- **Peniswurzelblock**: Analgesie nach Eingriffen am Penis, z. B. Zirkumzision
- **Fascia-iliaca-Block** (FIB) bei Eingriffen an Hüft und Kniegelenk (häufig in Kombination mit proximaler Ischiatikus-Blockade), Femurfrakturen, Eingriffen am vorderen und seitlichen Oberschenkel (z. B. Hauttransplantationen)

22 Regionalanästhesieverfahren

22.5 Lokalanästhetika

Lokalanästhetika (**LA**) sind Substanzen, die eine reversible Blockade der Erregungsleitung in Nervenenden, peripheren Nerven oder Spinalnerven bewirken. Ihre Wirkung ist i.d.R. lokal begrenzt, da sie nur lokal appliziert werden.
Lokalanästhetika wirken an der Zellmembran, wo sie die Natriumkanäle blockiern. Dadurch verhindern sie die Bildung eines Aktionspotentials.
Je nach Konzentration können Sensorik und Mobilität des Injektionsgebietes deaktiviert werden. Das Bewusstsein bleibt jedoch erhalten.
Je höher die Konzentration eines Lokalanästhetikums ist, umso schneller tritt die Wirkung ein.
In entzündeten Geweben wirken Lokalanästhetika schlecht bis gar nicht.

Nennen Sie die chemische Einteilung der Lokalanästhetika mit jeweils zwei Substanzen und beschreiben Sie die Merkmale von hypobaren, isobaren und hyperbaren Lokalanästhetika.

22.5 Lokalanästhetika

Lokalanästhetika werden abhängig von ihrer chemischen Struktur unterschieden in **Aminoester** und **Aminoamide**:

- *Aminoester* werden durch Pseudocholinesterase gespalten, Abbauprodukte können allergische Reaktionen hervorrufen; Beispiele: Procain, Tetracain
- *Aminoamide* werden in der Leber abgebaut, sie lösen nur selten allergische Reaktionen aus; Beispiele: Lidocain, Prilocain, Medivacain, Bupivacain, Ropivacain

Hypobare Lokalanästhetika sind *leichter als der Liquor*, deshalb steigen sie nach der Injektion im Subarachnoidalraum auf.

Isobare Lokalanästhetika sind *genauso schwer wie der Liquor*, d. h. sie verbleiben nach der Injektion in den Subarachnoidalraum überwiegend am Injektionsort.

Hyperbare Lokalanästhetika sind *schwerer als der Liquor*, daher sinken sie nach der Injektion im Subarachnoidalraum ab.

Diese Eigenschaften und die Lagerung des Patienten nach der Injektion machen eine gewisse Steuerung der Anästhesieausdehnung möglich. Wird beispielsweise ein hyperbares LA injiziert und der Patient anschließend in Linksseitenlage gebracht, wird die Blockade auf der linken Seite wesentlich stärker ausgeprägt sein als auf der rechten.

23 Ausgewählte Schwerpunkte der Anästhesie

23.1 Anästhesie in der Urologie

Urologische Operationen erfordern oft extreme und unphysiologische Lagerungen, was sich auf die Anästhesieführung auswirken kann:

- Bei der Steinschnittlage kann es zu Behinderungen der Zwerchfellatmung mit FRC-Erniedrigung kommen.
- Bei der Nierenlagerung können lagebedingte Ventilations-Perfusions-Veränderungen auftreten.

Vervollständigen Sie die folgende Textpassage mit den unten aufgeführten Begriffen.

Im Rahmen einer TUR-Prostata oder -Blase werden intraoperativ große Mengen __________ ins Operationsgebiet eingebracht. Diese Spüllösungen sind __________ (hypoton). Kommt es beim Eingriff zur Eröffnung größerer __________, kann Spüllösung in die __________ übertreten. Es entsteht eine hyptone __________ mit Hyponatriämie, Hypokaliämie und Hypochlorämie. Daraus resultieren die typischen, vorwiegend __________ und __________ Symptome des TUR-Syndroms: Unruhe, Gähnen, Erregung, Verwirrtheit, Somnolenz, Hypertonie und Arrhythmien. Wird ein TUR-Syndrom festgestellt, ist die Operation sofort zu beenden.

kardialen, Blutgefäße, Hyperhydratation, neurologischen, Spüllösung, Blutbahn, elektrolytfrei

23.1 Anästhesie in der Urologie

Im Rahmen einer TUR-Prostata oder -Blase werden intraoperativ große Mengen Spüllösung ins Operationsgebiet eingebracht. Diese Spüllösungen sind elektrolytfrei (hypoton). Kommt es beim Eingriff zur Eröffnung größerer Blutgefäße, kann Spüllösung in die Blutbahn übertreten. Es entsteht eine hyptone Hyperhydratation mit Hyponatriämie, Hypokaliämie und Hypochlorämie. Daraus resultieren die typischen, vorwiegend neurologischen und kardialen Symptome des TUR-Syndroms: Unruhe, Gähnen, Erregung, Verwirrtheit, Somnolenz, Hypertonie und Arrhythmien.
Wird ein TUR-Syndrom festgestellt, ist die Operation sofort zu beenden.

Ergänzung

Die Therapie des TUR-Syndroms umfasst die Gabe von Sauerstoff, die Substitution von Natrium- und Kaliumchlorid und eine forcierte Diurese.
Als Anästhesieverfahren bei **transurethraler Resektion** (**TUR**) an Prostata oder Blase haben sich die rückenmarksnahen Regionalanästhesien (v. a. Spinalanästhesie) bewährt. Vorteile dieser Verfahren sind: bessere intraoperative Beurteilbarkeit der Patienten, weniger postoperative Nachblutungen durch Ruhigstellung und gute Analgesie.

23 Ausgewählte Schwerpunkte der Anästhesie

23.2 Anästhesie bei Kaiserschnitt

Ein **Kaiserschnitt** (*Sectio caesarea*) ist ein operativer Eingriff, mit dem der Fetus aus dem Uterus geholt wird, d. h. die Geburt erfolgt nicht über den Geburtskanal.
Während der Schwangerschaft kommt es bei der werdenden Mutter zu physiologischen Veränderungen, die für die Anästhesie in der Geburtshilfe bedeutsam sind.
Die Auswahl des Anästhesieverfahrens zur Sectio caesaraea ist abhängig von der Indikation (Notfall, elektiv), der Dringlichkeit, der psychischen Situation bzw. dem Wunsch der Patientin sowie der Erfahrung des Anästhesieteams.

Nennen Sie jeweils zwei Vor- und Nachteile der Allgemein- und Regionalanästhesie bei Sectio caesaraea und beschreiben Sie kurz das aortokavale Kompressionssyndrom.

23.2 Anästhesie bei Kaiserschnitt

Allgemeinanästhesie:

- *Vorteile*: schneller Wirkungseintritt, zuverlässige Wirkung, geringeres Risiko für Blutdruckabfall
- *Nachteile*: Aspirationsrisiko, evtl. Intubationsschwierigkeiten (Hypoxiegefahr), Medikamentennebenwirkungen (Auswirkungen auf die Kreislaufsituation der Mutter), Belastung des Neonaten mit Narkosemitteln

Regionalanästhesie:

- *Vorteile*: erhaltenes Geburtserlebnis, vermindertes Aspirationsrisiko, geringerer postoperativer Schmerzmittelbedarf
- *Nachteile*: Einleitung dauert länger, evtl. Übelkeit und Erbrechen durch Sympathikolyse, ggf. stärkerer Blutdruckabfall

Aortokavales Kompressionssyndrom (*Vena-Cava-Kompressionssyndrom*):

Bereits ab der 20. Schwangerschaftswoche auftretende Obstruktion der unteren Hohlvene (V. cava inferior) durch den vergrößerten Uterus; tritt meist in Rückenlage auf: Kompression der V. cava inferior → verminderter venöser Rückstrom → Abfall von HZV und Blutdruck → uteriner Venendruck steigt, Uterusperfusion nimmt ab (Gefahr der uteroplazentaren Insuffizienz mit fetaler Bradykardie und Azidose), verringerte renale Perfusion.

Symptome: Übelkeit, Tachykardie, gefolgt von Bradykardie, Blutdruckabfall.

Eine teilweise Kompensation erfolgt über gesteigerte Sympathikusaktivität und Kollateralkreislauf.

23 Ausgewählte Schwerpunkte der Anästhesie

23.3 Anästhesie in der Allgemeinchirurgie

In der **Allgemeinchirurgie** werden vor allem Operationen im Bauchraum vorgenommen. Aber auch Eingriffe an endokrinen Organen (z.B. Schilddrüse) sowie „kleinere" oberflächliche Eingriffe, etwa Abszesseröffnung oder Hämotomausräumung, gehören in den meisten Kliniken in den Fachbereich der Allgemeinchirurgie. Der Schwerpunkt liegt jedoch auf den abdominellen Eingriffen (*Viszeralchirurgie*). Hier werden teils sehr umfangreiche Eingriffe vorgenommen, etwa die *Operation nach Whipple* (zählt zu den größtmöglichen intraabdominellen Eingriffen) mit Entfernung von Pankreaskopf, Duodenum, distalem Gallengang, Gallenblase und einem Drittel des Magens (klassische Vorgehensweise nach Kausch-Whipple).
Die Allgemeinanästhesie bei solch umfangreichen invasiven Eingriffen bedarf einer besonders guten Vorbereitung. Dabei sind zeitliche, materielle und ggf. auch personelle Ressourcen zu bedenken.

Erläutern Sie kurz die Vorbereitung der Materialien und des Monitorings für einen großen abdominellen Eingriff.

23.3 Anästhesie in der Allgemeinchirurgie

- Material für großlumige venöse Zugänge und ZVK-Anlage, Infusionen vorbereiten
- Material für thorakale PDK-Anlage, arterielle Kanüle/Druckmessung vorbereiten
- Intubationsmaterialien bereitlegen (→ K 129), ggf. RSI (→ K 134) vorbereiten
- Medikamente nach Rücksprache vorbereiten (ggf. Katecholamine und EK´s)
- Wärmemanagement (ggf. Infusionswärmer), Relaxometrie und Magensonde bereithalten
- Material für Laborkontrollen

Das **Monitoring** umfasst meist das Standardmonitoring (EKG, Pulsoxymetrie, Kapnometrie), sowie zusätzliche Überwachung der Körpertemperatur und des arteriellen Blutdrucks.
Bei der Vorbereitung des Materials bzw. des Monitorings immer den hausinternen Standard beachten!

Ergänzung

Bei abdominellen Eingriffen kann es durch Manipulationen am Darm oder an den Mesenterien zum **Eventerationssyndrom** kommen. Dabei kommt es zu einer passageren Darmischämie mit Histaminausschüttung und Prostazyklinfreisetzung. Dies hat Auswirkungen auf die Hämodynamik und den Stoffwechsel. *Symptome* sind: „Flush“, Vasodilatation, Abfall von Blutdruck und Sauerstoffsättigung. *Therapie*: Volumenersatz, ggf. Gabe von Vasopressoren und Antihistaminika.

23 Ausgewählte Schwerpunkte der Anästhesie

23.4 Anästhesie in der Thoraxchirurgie

Bei zahlreichen Eingriffen in der **Thoraxchirurgie,** z. B. Pneu- oder Lobektomie, Thorakoskopie oder thorakales Aneurysma, kommt der *Doppellumentubus* zum Einsatz.

Vervollständigen Sie folgende Textpassage mit den unten aufgeführten Begriffen.

Während einer Einlungenventilation (ELV) wird der bronchiale Cuff ________, der tracheale Schenkel mittels Tubusklemme ________ und anschließend zur Atmosphäre ________. Durch das kontrollierte Kollabieren der nichtventilierten Lungenseite kommt es zu einer ________ mit Erhöhung des ________. Daraus resultiert eine Zunahme des pulmonalen Rechts-Links-Shunts, welcher für dramatische Abfälle des Sauerstoffgehalts im Blut verantwortlich ist. Da diese Shunt-Fraktion nicht oxygeniert wird, hat die Erhöhung der FiO_2-Konzentration keinen positiven Effekt. Um eine ausreichende Oxygenierung sicherzustellen, sollte die kollabierte Lungenseite mit einem PEEP-Ventil versorgt werden. Alternativ können eine sukzessive PEEP-Erhöhung oder eine chirurgische Drosselung der Pulmonalarterie erfolgen.

geöffnet, geblockt, hypoxisch pulmonalen Vasokonstriktion, abgeklemmt, pulmonalvaskulären Widerstands

23.4 Anästhesie in der Thoraxchirurgie

Während einer Einlungenventilation (ELV) wird der bronchiale Cuff geblockt, der tracheale Schenkel mittels Tubusklemme abgeklemmt und anschließend zur Atmosphäre geöffnet. Durch das kontrollierte Kollabieren der nichtventilierten Lungenseite kommt es zu einer hypoxisch pulmonalen Vasokonstriktion mit Erhöhung des pulmonalvaskulären Widerstands. Daraus resultiert eine Zunahme des pulmonalen Rechts-Links-Shunts, welcher für dramatische Abfälle des Sauerstoffgehalts im Blut verantwortlich ist. Da diese Shunt-Fraktion nicht oxygeniert wird, hat die Erhöhung der FiO_2-Konzentration keinen positiven Effekt. Um eine ausreichende Oxygenierung sicherzustellen, sollte die kollabierte Lungenseite mit einem PEEP-Ventil versorgt werden. Alternativ können eine sukzessive PEEP-Erhöhung oder eine chirurgische Drosselung der Pulmonalarterie erfolgen.

Ergänzung

Bei der *Zweilungenventilation* über einen Doppellumentubus wird nur der tracheale Cuff geblockt, nicht der bronchiale!
Ultima Ratio bei schweren Oxygenierungsstörungen ist die Rückkehr zur Zweilungenbeatmung.
Unmittelbar nach der Intubation sowie nach Veränderungen der OP-Lagerung des Patienten sollte eine fiberoptische Kontrolle der Tubuslage erfolgen.

23 Ausgewählte Schwerpunkte der Anästhesie

23.5 Anästhesie in der Neurochirurgie

Bei **Anästhesien in der Neurochirurgie** sind vor allem die Auswirkungen der Anästhetika und der unterschiedlichen Narkosetechniken auf intrazerebrale Funktionen, insbesondere auf die Durchblutung des Gehirns und den Hirndruck wichtig.
Volatile Anästhetika beispielsweise wirken abhängig von ihrer Dosis hirndrucksteigernd, wohingegen intravenöse Anästhetika den Hirndruck (ICP) größtenteils senken.

Welche der folgenden Aussagen sind richtig?

1. Isofluran bewirkt eine Steigerung des ICP.
2. Intravenöse Hypnotika reduzieren den zerebralen Blutfluss.
3. Sevofluran ist das Inhalationsanästhetikum der ersten Wahl in der Neurochirurgie.
4. Ketamin bewirkt eine zerebrale Vasokonstriktion und ist daher unbedenklich.

23.5 Anästhesie in der Neurochirurgie

Antworten **1, 2 und 3** sind richtig.

Ergänzung

Ketamin führt zu einem ICP-Anstieg sowohl bei hirngesunden Patienten als auch bei Patienten, bei denen der Hirndruck bereits erkrankungsbedingt erhöht ist. Diese Wirkung kann allerdings durch die gleichzeitige Hyperventilation gesenkt werden. **Opiate** nehmen keinen Einfluss auf die Hirndurchblutung oder den zerebralen Metabolismus. **Succinylcholin** soll wegen der entstehenden Muskelfaszikulationen, der direkten vasodilatatorischen Effekte und des negativen Einflusses auf den ICP nicht verabreicht werden.

23 Ausgewählte Schwerpunkte der Anästhesie

23.6 Anästhesie in der Kinderchirurgie

Kinder sind keine kleinen Erwachsenen! Sie unterscheiden sich nicht nur in der Körpergröße von Erwachsenen, sondern auch in anatomischen Strukturen, physiologischen und biochemischen Funktionen. Die Unterschiede zwischen Kind und Erwachsenem sind umso größer, je jünger das Kind ist.
Viele der anatomischen und physiologischen Besonderheiten im Kindesalter haben Einfluss auf die Anästhesie und müssen deshalb bei der Auswahl, Vorbereitung und Durchführung des Anästhesieverfahrens bedacht werden.

Merke

Formel zur Berechnung der **Tubusgröße bei Kindern**:
Charrière (Ch) = 18 + Lebensalter
Ein guter Anhalt zum Abschätzen der passenden Tubusgröße ist der kleine Finger des Kindes (Tubus sollte ungefähr gleich dick sein). Zur Intubation immer auch die nächstgößere und die nächstkleinere Tubusgröße bereithalten.

Nennen Sie fünf Besonderheiten des kindlichen Respirationstrakts.

23.6 Anästhesie in der Kinderchirurgie

Besonderheiten des Respirationstrakts bei Kindern im Vergleich zu Erwachsenen:
- enge Nasengänge, Kinder sind Nasenatmer (physiologisch)
- verstärkte Speichelsekretion
- enge, tiefer gelegene Luftwege
- empfindliche Schleimhäute
- sehr große Zunge, meist Tonsillenhyperplasie
- Kehlkopfes liegt weiter ventral und höher (Höhe 3.–4. Halswirbel), steilere Stimmbandstellung, lange V-förmige Epiglottis
- Ringknorpel ist die engste Stelle der Atemwege
- kurze Trachea (4–6 cm), gleichwinklige Bifurkation (Intubation in rechten und linken Hauptbronchus möglich)
- kurzer, sehr elastischer Thorax, Hauptatemmuskel ist das Zwerchfell (geblähtes Abdomen führt schnell zu unzureichender Spontanatmung)
- zentrale Atemregulation über O_2- und CO_2-Spannung sowie über H^+-Konzentration
- Compliance erniedrigt, Resistance erhöht (kleine Atemwege)
- niedrige FRC somit niedrigere Sauerstoffreserve (kürzere Apnoetoleranz)
- Energie- und Sauerstoffumsatz sind erhöht, alveoläre Ventilation bis zu dreimal höher als beim Erwachsenen (100–150 ml/kg KG/Min.)

23 Ausgewählte Schwerpunkte der Anästhesie

23.7 Maligne Hyperthermie

Die **maligne Hyperthermie** (**MH**) ist eine seltene, lebensbedrohliche Komplikation einer Allgemeinanästhesie. Sie entsteht, wenn Patienten mit entsprechender Prädisopsition (genetische Veranlagung) Triggersustanzen zugeführt bekommen. Triggersustanzen sind volatile Anästhetika (außer Lachgas) und depolarisierende Muskelrelaxanzien (Succinylcholin). Diese lösen eine massive myoplasmatische Kalziumfreisetzung aus, dadurch werden die Muskelfasern aktiviert. So kommt es zu einer insgesamt enorm gesteigerten Stoffwechsellage mit massivem Sauerstoffverbrauch und hoher Kohlendioxidproduktion.
Die maligne Hyperthermie kann in einer abortiven (leichten) oder einer fulminanten (schwer verlaufenden) Form auftreten.

Nennen Sie fünf Symptome und die Notfalltherapie der malignen Hyperthermie.

23.7 Maligne Hyperthermie

Symptome der malignen Hyperthermie sind:
- Sinustachykardie, Blutdruckschwankungen (Hypotension)
- warme Haut (starker Temperaturanstieg), fleckige Rötung, starkes Schwitzen, Zyanose
- massiver Anstieg der endexspiratorischen CO_2-Konzentration
- generalisierter Muskelrigor, Masseterspasmus
- metabolische und respiratorische Azidose
- Abfall der FiO_2-Konzentration im Kreisteil, CO_2-Absorber wird heiß

Die **Notfalltherapie** umfasst:
- Zufuhr der Triggersubstanzen sofort unterbrechen, zur Sicherheit VAPOR vom Narkosegerät trennen, OP unterbrechen oder zügig beenden
- FiO_2 auf 100 % erhöhen bei Frischgasflow von ca. 10 l/Min., Hyperventilation (AMV auf das 3–4-fache des normalen AMV anheben)
- Narkoseführung auf TIVA umstellen (kein depolarisierendes Muskelrelaxans verwenden!)
- laborchemische Untersuchung (Blutgasanalyse, Elektrolyte, BZ, CK, Transaminasen, Laktat und Myoglobin)
- sofortige Zufuhr von Dantrolen i. v. 2,5 mg/kg KG (bis CO_2-Produktion sinkt)
- postoperative Überwachung auf der Intensivstation, weiter Gabe von Dantrolen i. v. (5–10 mg/kg KG über 24 Stunden, je nach Initialdosis), ggf. Azidose ausgleichen.

23 Ausgewählte Schwerpunkte der Anästhesie

23.8 Aufwachraum

Der **Aufwachraum** (**AWR**) ist ein der Anästhesieabteilung zugehöriger Bereich, in dem Patienten unmittelbar postoperativ so lange behandelt werden, bis ihre Vitalfunktionen stabil sind. Schwerpunkte sind die kontinuierliche Patientenüberwachung und die postoperative Schmerztherapie.
Der Patient wird erst dann aus dem Aufwachraum auf die Allgemeinstation verlegt, wenn seine Vitalparameter stabil sind und er adäquate Reaktionen zeigt.

Erläutern Sie kurz die wesentlichen pflegerischen Tätigkeiten im Aufwachraum.

23.8 Aufwachraum

- Monitorüberwachung, Alarmgrenzen am Monitor individuell auf Patienten einstellen
- Sauerstoffgabe
- Kontrolle von Motorik/Sensibilität, Bewusstsein, Hautfarbe, Temperatur, Atmung
- regelmäßige Kontrolle des OP-Gebiets (Verband, Zugänge, Katheter, Drainage)
- Erfassung von Schmerzen (NRS), Verabreichung von Analgetika nach Arztanordnung
- laborchemische Kontrollen (BZ, Gerinnung, Kreuzblut, Hb, BGA)
- Dokumentation und Optimierung der Ein- und Ausfuhr (Flüssigkeitsbilanz)
- Wärmemanagement
- Betten und Lagern der Patienten
- Urinausscheidung überwachen, ggf. Hilfestellung bei der Miktion
- psychische Betreuung
- Dokumentation der gemessenen bzw. beobachteten Parameter (Vitalparameter, Schmerz, Blutverlust, Patientenzustand, Wundgebiet, Medikamente, Infusionen, Ausscheidung, Übelkeit/Erbrechen) sowie aller durchgeführten Maßnahmen im AWR-Protokoll
- Patientenübergabe
- Planung und Organisation im Aufwachraum, Materialverwaltung, BTM-Kontrolle
- Funktionsprüfung von Geräten (z. B. Defibrillator), Materialien aufbereiten
- Überwachungsplätze vorbereiten und kontrollieren
- Überprüfung von Notfallwagen, Intubationsequipment und Absaugeinheit